便秘体质养生指导

张晓天　郭丽雯　主编

科 学 出 版 社

北 京

内 容 简 介

作者集长期临床研究、治疗便秘专病之经验,以中医"治未病"理论为基础,从中医体系学角度出发,分四个章节全面系统阐述了中医对便秘的认识、便秘的基础知识、中医辨证分型、常用的通便中草药与中成药,通便的食物、便秘的各种中医外治法和护理要点;着重介绍了便秘患者的常见中医体质类型,适合不同体质类型的便秘患者的药膳、药茶及自我穴位按摩方法,同时也介绍了常见慢性病合并便秘的中医养生方法。本书实用性及操作性强,可供广大便秘患者进行日常自我保健参考使用。

图书在版编目(CIP)数据

便秘体质养生指导/张晓天,郭丽雯主编. —北京:
科学出版社,2015.8
(慢性病体质养生指导系列丛书)
ISBN 978-7-03-045368-6

Ⅰ.①便… Ⅱ.①张… ②郭… Ⅲ.①便秘-养生
(中医) Ⅳ.①R256.35

中国版本图书馆 CIP 数据核字(2015)第 186001 号

责任编辑:朱 灵
责任印制:谭宏宇 / 封面设计:殷 靓

科学出版社 出版
北京东黄城根北街 16 号
邮政编码:100717
http://www.sciencep.com

南京展望文化发展有限公司排版
上海叶大印务发展有限公司印刷
科学出版社发行 各地新华书店经销

*

2015 年 8 月第 一 版 开本:A5(890×1 240)
2015 年 8 月第一次印刷 印张:6
字数:108 000

定价:28.00 元

丛 书 序

　　20 世纪初,四明医院(曙光医院前身)延医施诊;21 世纪初,曙光医院已发展成为位列上海十大综合性医院的三级甲等综合性中医院、上海中医药大学附属医院,从四明医院慈善济困开始,到如今"大医德泽、生命曙光"医院精神的秉持,百年传承中,曙光人始终将"未病先防、既病防变"的中医"治未病"理念作为自己的服务宗旨。从健康俱乐部到健康宣讲团,从曙光中医健康热线到杏林讲坛,弘扬中医药文化、普及中医药知识一直是曙光人不懈努力的方向。

　　近日,曙光医院拟整合现有资源,实施"中医药文化科普教育基地建设工程",建设目标是实现科普教育的整体策划、分步推进、资源联动,产生规模效应,探索建立中医药科普教育的多维立体传播模式。该项目成功入选"上海市进一步加快中医药事业发展三年行动计划(2014 年—2016年)"建设项目。此外,曙光医院还承担了由上海市中医药发展办公室部署的"中医健康素养促进项目"。在这两个项目的建设要求中,科普读物的编写和出版均为重要组成部分。

欣闻本院治未病中心的医务人员积极编写"慢性病体质养生指导系列丛书"，因而欣然同意纳入我们的科普建设项目，并愿意给予各方面的支持。

曙光医院治未病中心是以人类健康为中心，开展个体化预防、保健和诊疗服务，普及"未病先防"的中医健康理念，实施中医体质评估、健康体检、健康咨询指导和综合治疗的临床科室。科室除承担医教研任务外，大力开展中医药科普教育和培训工作，是道生四诊仪上海中医药大学培训基地、WHO上海健康科普教育基地，同时还是"治未病"进社区的主要推动实施者。这次"慢性病体质养生指导系列丛书"的编写，正是他们在亚健康人群及常见慢性病人群健康管理方面所具备深厚实力的又一次展现。

我相信无论是慢性病患者、健康关注者还是临床医务人员，这都是一套十分值得阅读的好书！

上海中医药大学附属曙光医院党委书记

2015 年 7 月

前　言

　　便秘是消化系统常见的症状之一，对人体的危害极大。据调查，我国老年人便秘的发病率高达30％～40％，中青年人发病率达到23％～28％，女性为男性的4倍，而幼儿便秘也有增多趋势。便秘作为一个世界性的难题，已经严重影响了人们的生活质量，给人们生活和工作带来极大不便。但人们却未对便秘引起足够的重视，很多患者只有病情严重时才会到医院寻求治疗。寻找有效、适宜的便秘预防手段是亟待解决的问题。

　　中医对便秘的认识源远流长，早在《黄帝内经》就有对便秘的论述，大多以症状命名，有"大便难"、"后不利"之称。自《伤寒论》后开始将便秘作为单独的病证进行论述，在漫长的医学发展历程中，各家对便秘的名称、概念、其病因病理、临床表现、治则、预后及调摄方法等均有不同论述，为我们今天研究便秘提供了宝贵的文献资料。

　　本书以中医"治未病"理论为基础，阐述了如何利用传统医学的综合手段防治便秘,再着重从中医体质学角度出发,针对便秘人群的易患体质,进行不同类型的体质调护,为中医防治便秘开创了新的视角。

目 录

第一章
总　论

中医对便秘的认识

便秘的病名

中医认为便秘是指由于大肠传导功能失常导致大便秘结不通,排便周期延长,或粪质干结,排出艰难,或经常便而不畅的一种病证。在我国古代医学中,便秘有很多名称,如"大便难"、"大便秘"、"大便秘涩"、"大便结"、"大便闭结"、"大便燥结"、"后不利"、"阴结"、"阳结"、"肠结"、"脾约"、"寒积"等。

早在《黄帝内经》就有对便秘的论述,大多以症状命名,有"大便难"、"后不利"之称。《素问·厥论篇》曰:"太阴之厥,则腹满䐜胀,后不利。"《素问·举痛论篇》曰:"热气留于小肠,肠中痛,瘅热焦渴,则坚干不得出,故痛而闭不通矣"。《灵枢·邪气脏腑病形》曰:"肾脉微急,为不得前后"。

自《伤寒论》后开始将便秘作为单独的病症进行论述，汉朝张仲景在论著中提出"不更衣"、"阴结"、"阳结"、"脾约"等不同的称谓。《伤寒论·阳明病篇》曰："太阳病，若发汗，若下，若利小便，此亡津液。胃中干燥，因转属阳明。不更衣，内实，大便难者，此名阳明也。"《伤寒论·辨脉法第一》曰："脉有阳结阴结者，何以别之？答曰：其脉浮而数，能食，不大便者，此为实，名曰阳结也，期十七日当剧。其脉沉而迟，不能食，身体重，大便反硬，名曰阴结也，期十四日当剧。"《伤寒论·辨阳明病脉证并治第八》曰："趺阳脉浮而涩，浮则胃气强，涩则小便数，浮涩相搏，大便则鞕，其脾为约，麻子仁丸主之。"

《诸病源候论》将便秘称为"大便不通"，后世的方书中也多用"大便不通"之名，与此同时，便秘的多种名称并存的情况很普遍。《诸病源候论·大便病诸候》曰："大便不通者，由三焦、五脏不和，冷热之气不调，热气偏入肠胃，津液竭燥，故令糟粕否结，壅塞不通也。"《万病回春·大便闭》将便秘称为"便闭"，谓"身热烦渴，大便不通者，是热闭也；久病人虚，大便不通者，是虚闭也；因汗出多大便不通者，精液枯竭而闭也；风证大便不通者，是风闭也；老人大便不通者，是血气枯燥而闭也；虚弱并产妇及失血、大便不通者，血虚而闭也；多食辛热之物，大便不通者，实热也"。元朝朱丹溪所著《丹溪心法》中有"大便燥结"之述。明朝张景岳的论法比较简明，如《景岳全书·秘结》认为："秘结一证，在古方书有虚秘、风秘、热秘、寒秘、湿秘等说，而东垣又有热燥、风燥、阳结、阴结之说,此其立名太烦,又无确据,不得其要而徒滋疑惑,不无为临证之害也,不知此证之当辨者惟二,则曰阴结、阳结而尽之矣。"明朝万密斋《广嗣纪要·卷之十三》载有"妊娠便秘",首次提出了"便秘"之名。直到清朝沈金鳌在《杂病源流犀浊》中才更加明确地提出"便秘"的名称。

便秘的分类

我国古代医家对便秘的分类法较多,汉朝张仲景在《伤寒论》将便秘分为"阴结"、"阳结"、"脾约"、"津竭"等。宋朝《圣济总录》中将便秘分为"风秘"、"热秘"、"冷秘"、"虚秘"四类。宋朝严用和《严氏济生方》将便秘分成五类,称为五秘,曰:"夫五秘者,风秘、气秘、湿秘、寒秘、热秘是也"。金朝李东垣《兰室秘藏》将便秘分为"热燥"、"风燥"、"阳结"、"阴结"、"年老气虚津液不足而结燥"五类。元朝朱丹溪《丹溪心法》将便秘分为"虚秘"、"风秘"、"湿秘"、"火秘"、"津液不足秘"、"寒秘"、"气秘"七类。明朝李时珍《本草纲目》谓"大便燥结,有热,有风,有气,有血,有湿,有虚,有阴,有脾约,三焦约,前后关格"。明朝张景岳《景岳全书》则认为便秘只分阳结、阴结足矣,谓"有火者便是阳结,无火者便是阴结。凡此二者,即秘结之纲领也"。清朝程钟龄的《医学心悟》将便秘分为"实秘、虚秘、热秘、冷秘"四种类型。现代中医内科著作中,多将便秘分为"实秘"与"虚秘"二大类,实秘分为肠胃积热、气机郁滞二型；虚秘分为气虚、血虚、阴虚、阳虚四型。

便秘的病因病机

◯ 饮食热邪,肠胃积热

素体阳盛,或饮酒过多,或过食辛辣厚味,或过服热药而致热邪内盛；亦有热病之后,余热留恋,或肺中燥热下移于大肠,均可导致肠胃积热,耗伤津液,以致肠道干涩燥结,排便艰涩。临证多见大便干结,小便短赤,口干口臭或口舌生疮,身热面赤等胃热熏蒸,充斥上下之证；热盛于内,腑气不通则腹部胀满,按之作痛,舌红苔黄燥,脉滑数为肠胃积热之象。

◯ 情志失调,气机郁滞

忧思过度、久坐少动、食偏精细,或手术后肠道粘连,或跌打损伤伤及肠胃,或虫积肠道,均可导致大肠气机郁滞,通降失常,传导失司,以致糟粕内停。临证可见大便不畅,欲便不得,津亏热邪不甚,便质有时并不干硬；肝气郁结,气机不畅可见嗳气频作,胁腹痞满而痛,或随情志变化而加剧或缓解；若肝郁日久,脾运受累,则可伴脘胀纳呆等症。

◯ 体虚病后,气血阴亏

久病、产后及年老体弱之人,气血亏虚；或疾病治疗过程中过用汗、利、燥热之剂,损伤阴津;或出汗过多、劳役过度、房事劳倦,耗伤气血阴津;或素患消渴,阴津亏耗。气虚则大肠传导无力,阴血亏虚则肠道失于濡润,糟粕不行,因虚而秘。气虚者尤以肺脾两脏为主,肺气虚而不降,脾气虚而传导失职,故虽有便意,然临厕努挣乏力,便后有疲劳之感;肺虚卫外不固则汗出短气;脾虚健运无权,精微不化则面色㿠白,神疲气怯,甚或中气下陷而见肛门坠迫、脱肛等象。血虚阴亏为主者,则大便秘结如栗或羊屎,面色萎黄无华,头眩心悸,或口干少津,五心烦热;累及肾之阴精者抑或有腰膝酸软,头昏耳鸣等症。

阳气虚衰,阴寒凝滞

嗜食寒凉生冷之品,或过用苦寒药物,伐伤阳气;或年老体弱,真阳不足,均可因脾胃阳气虚弱,温煦无权,不能蒸化津液,温润肠道,以致阴寒内结,糟粕不行,凝积肠道。临证见大便艰涩难出,腹中冷痛喜热;阳虚温煦无权则四肢不温,面色㿠白,腰膝酸冷;气化无力则小便清长。脉来沉迟,舌质淡或淡胖,苔见白润而滑。此均为虚寒之象。

便秘与五脏的关系

与肺的关系

肺与大肠相表里,肺主一身之气,主宣发,为全身输布津液,是大肠得以濡润的基础,使大肠不致燥气太过;肺主肃降,是大肠传导功能的动力。肺气不降,则无力推动大肠排泄糟粕;肺燥肺热移于大肠,则大肠传导失司;肺失宣发,水液不能正常输布,则肠道津液亏少,而致大便涩滞,均可致便秘。

与脾、胃的关系

脾、胃居于中焦,为气血生化之源,为气机升降之枢纽。脾主运化,升清降浊,胃主受纳,腐熟水谷。脾胃运化受纳正常,脾能升清,胃能降浊,则饮食水谷腐熟有度,排便有时。阳明积热,胃失和降,脾气虚弱,失于运化,则升降出入失调,积滞糟粕内停;脾胃亏虚,气血生化乏源,气虚则动力不足,无力推便下行,阴血不足则肠道失于濡养,亦可造成便秘。

与肝的关系

肝藏血、主疏泄,体阴而用阳。肝藏血,若诸多因素致肝体失养,阴血不足,则肠道失于濡润,糟粕不行。肝之疏泄,能促进大便排泄,若肝的疏泄功能失常,气机运行不畅,直接影响脾胃气机的升降,影响肺气的宣肃,升者不升,降者不降,从而影响大肠的传导功能,气机不能推动水谷糟粕在肠胃中运行,则大便秘结,欲便不出。

与肾的关系

肾为先天之本,主五液,司二便,大肠的传导功能有赖于肾气的温煦和肾阴的滋润。肾精亏耗,开合失司,则肠道干涩,失与传导;肾阴不足,精血枯涸,则肠道失于濡润;肾阳不足,命门火衰,阴盛于下则阴寒凝结,均可导致大肠传导失常,形成便秘。

便秘的辩证要点

审察病因

详细询问患者的饮食习惯、生活习惯及其他病史,以推测可能的致秘原因。

辨别粪质、排便情况及全身状况

一般而言,大便秘结而腹胀拒按者,多属实证;大便秘结而腹胀喜按者,属虚证。原为虚证,日久因虚致实,或原为实证,因久用尅伐之剂耗伤正气,而为虚实夹杂者,亦可出现或合并腹胀拒按等标实之征,或乏力,气短,头晕等正虚之象,临证应细察分辨。

便秘的论治原则

治病求本,辨证而通

便秘有寒、热、虚、实之分,治疗上也应以辨证为先导,审证求因,治病求本。如实秘当以清热润肠通便、顺气导滞为主,甚或可暂用攻下之法;虚秘则应益气养血、温通开结为法,不可随意使用泻下药物,以伤正气。正如《景岳全书·秘结》所云:"阳结者邪有余,宜泻者也;阴结者正不足,宜补宜滋者也。"

➲ 调畅气机，方法多端

便秘的病因多种多样，但共同的病机是气机不畅、肠道传化失职，糟粕不下，所以在治疗各种不同证型都应重视对气机的调畅，在通便之时，参用理气沉降之品以助行滞。但需要指出的是，对某些患者，如中气下陷、肛门坠胀者，则在选用气药时应以升提为主，而不应降之又降，重伤中气；因肺气失于宣降而致便秘者，也可多选开肺宣通之品，以达到通便行滞的目的。有时虽需降下，亦可佐以少量升提之品，以求欲降先升之妙。对实证患者，当可以大黄、芒硝等以救其急，但亦不能过分依赖，以免日久伤正，气机下陷，停用之后必将更甚。应在腑气通畅之后，再针对病因进行治疗，逐渐缓解症状。总之，调畅气机的方法在具体应用时也需重视辩证，权衡缓急。

便秘的基础知识

便秘的概念

便秘是消化道常见的症状之一，是一种由单个或多个病因综合引起的一种症状，而不是一种疾病，其表现为排便次数减少，每 2～3 天或更长时间一次，无规律，粪便量减少,粪便干结,排便费力,伴或不伴排便不尽感等,如超过6个月即为慢性便秘。

现在全球有5%～25%的人口受到便秘的困扰。流行病学资料显示,我国便秘发生率为10%～15%,其中老年人的发病率高达30%～40%,中青年人发病率达到23%～28%,女性为男性的4倍,而幼儿便秘也有增多趋势。如果仅把排便困难的主诉作为便秘的评定标准,发生率则大大超过50%。

便秘的病因

器质性因素

肠道病变:肠道占位性病变如直肠内脱垂、耻骨直肠肌肥大、克罗恩(Crohn)病、结肠息肉、家族性腺瘤性息肉病、肠道肿瘤等可引起慢性不全性或全性肠梗阻而导致便秘;盆底肌松弛、直肠阴道隔松弛、盆底神经损伤等因素可引起直肠前突,使粪便通过直肠肛管段不能正常下降排出体外,形成出口梗阻性便秘;直肠肛门病变如痔疮、肛裂、肛周脓肿、溃疡、肛瘘、直肠炎等可引起肛门括约肌痉挛、排便疼痛造成大便排出不畅或患者畏惧排便,日久形成便秘。

内分泌及代谢性疾病:糖尿病、卟啉病、慢性铅中毒可引起胃肠神经功能紊乱和平滑肌损害,甲状旁腺功能亢进引起高钙血症,致使肠神经肌应激性减退,甲状腺功能减低、低钾血症、低镁血症、脱水等可致平滑肌张力缺乏而引起排便困难。近年来研究表明,糖尿病的便秘患者直肠黏膜中的 P 物质减少,便秘可能与这种神经递质的缺乏有关。

神经系统疾病:"脑—肠学说"认为,人体内的胃肠道是一个由中枢神经、肠神经和自主神经共同支配的系统。整个排便过程是外周神经兴奋,将神经冲动传到初级排便中枢和大脑皮层,引起结直肠和肛门括约肌及盆底肌和腹部肌肉的协调运动完成。中枢神经系统疾病,如脑和脊髓肿瘤、脊柱与脊髓马尾损伤或压迫、脊髓发育不全、腰椎间盘疾病、脊柱结核、系统性硬化、帕金森病等,周围神经系统疾病,如自主神经疾病、神经纤维瘤、神经节瘤等,均可导致神经调节功能障碍而使排便异常。

其他疾病:腹腔或盆腔肿瘤压迫肠道,可引起排便障碍;神经厌食症或神经贪食症因食物在肠道通过时间延长,也常有便秘症状;全身衰弱性疾病,如严重营养不良、全身衰竭等,或腹肌、肠肌及肛肌功能减退,也可导致排便困难。

◎ 功能性因素

生活方式影响:

1) 摄食种类及习惯对便秘的产生有很大影响,饮食过少或节食,食品过精或过细,食物中膳食纤维和水分不足,致使经过消化作用后残渣量少,对肠道不能形成一定量的刺激,肠蠕动减慢,食物在结肠中停留时间延长,水分被过多吸收使大便干结,进入直肠后又因残渣量少不能形成足够的压力刺激神经感受细胞产生排便反射,进而引起便秘。

2）对于大便的认识不足，忽视定时排便的习惯，也是造成便秘的常见因素之一。拖延大便时间导致已到直肠的粪便又逆向返回到结肠，水分被进一步吸收而致大便干结；拖延大便时间还可使结肠壁上的神经细胞对粪便进入直肠后产生的压力刺激反应变得迟钝，形成习惯性便秘。

3）排便习惯受到干扰时也可导致便秘，如生活规律突然改变，或长途旅行等未能及时排便。

精神心理因素：曾有学者对功能性便秘患者的社会、心理、行为状况进行调查，结果显示：功能性便秘患者较正常人存在更多的心理问题，以焦虑和（或）抑郁最为突出。还有学者认为，性格对慢性便秘也有影响，好胜心强、易暴躁、易怒、易激动的人往往承受较大的社会压力，易引发精神心理障碍而致功能性便秘；而性格内向、平时习惯忍耐、顺从的人，长期将情绪挤压不得释放，容易产生抑郁、焦虑等负面情绪，从而影响自主神经和内分泌系统的活动，致使消化道运动异常。

遗传因素：便秘的发病机制中有遗传因素的存在，某些患儿出生即有便秘情况，其家族亦有便秘史。研究显示，便秘患者中一级亲属患慢性功能性便秘占 29.8%，几乎 1/3 的患者有功能性便秘家庭聚集倾向，说明家族性便秘史与便秘密切相关。

与年龄增长有关：随着年龄的增长，唾液腺、胃肠和胰腺的分泌逐渐减少，导致消化不良及肠液减少，大便干结而难以排出。老年人腹部和骨盆肌肉无力会导致腹压及肠道推动力不足,老年人结肠肌层变形,肠平滑肌张力减弱,肠反射降低,蠕动减慢,均可导致便秘。

医源性因素

药物性因素:临床上以下几类药物易引起便秘:① 神经精神类药物,包括安眠药、抗抑郁药、抗癫痫药、抗惊厥药、抗帕金森病药物、神经节阻滞药等;② 抗组胺类抗过敏药物;③ 麻醉镇痛药物,包括非甾体类消炎药、麻醉药、阿片类药等;④ 抗胆碱类药物,包括阿托品、东莨菪碱等;⑤ 钙离子拮抗剂类降压药物;⑥ 利尿药,包括呋塞米、螺内酯等;⑦ 抗酸剂,包括 H_2 受体拮抗剂、质子泵抑制剂以及含钙、铝制剂等;⑧ 含可待因的镇咳剂;⑨ 铁剂。另外,长期应用泻药及含蒽醌类药物,尤其是刺激性泻药,会引起直肠对刺激的敏感性降低,形成药物依赖,造成便秘。

外科手术:外科手术术后长时间卧床,活动时间少,进食减少,肠道蠕动减慢以致排便困难。肛肠手术术后肛门疼痛不敢排便,伤口愈合不良致肛门狭窄等因素也可导致便秘。

便秘的分类

便秘按发病机制主要分为慢传输型便秘(STC)、出口梗阻型便秘(OOC)和混合型便秘(MC)三型。

慢传输型便秘:慢传输型便秘是由于结肠动力障碍,肠道收缩运动减弱,使粪便从盲肠到直肠的移动减慢,或由于左半结肠的不协调运动引起,又称结肠无力,是便秘最常见的类型。最常见于年轻女性,在青春期前后发生,其特征为排便次数减少,少便意,粪质坚硬,因而排便困难;肛门直肠指检时无粪便或触及坚硬粪便,而肛门外括约肌的缩肛和用力排便功能正常;全胃肠或结肠传输时间延长;缺乏出口梗阻型的证据,如气囊排出实验和肛门直肠测压正常;增加膳食纤维摄入量与渗透性通便药无效。

出口梗阻型便秘:出口梗阻型便秘是具有正常的结肠传输功能,而由于肛直肠的感觉或动力异常所致。在老年患者中尤其常见,其中许多患者经常规内科治疗无效。出口梗阻型便秘可有以下表现:排便费力,有不尽感或下坠感,排便量少,有便意或缺乏便意;肛门直肠指检时直肠内存有不少泥沙样粪便,用力排便时肛门括约肌可呈矛盾性收缩;全胃肠或结肠传输时间显示正常,多数标记物可潴留在直肠内;肛门直肠测压显示,用力排便时肛门外括约肌呈矛盾性收缩或直肠壁的感觉阈值异常等。

混合型便秘:即同时具有慢传输型便秘和出口梗阻型便秘的症状。

便秘的临床相关检查及诊断

临床相关检查

粪便检查:粪便常规和隐血试验时临床常规化验检查项目之一,通过该检查可较直观地了解胃肠道的一些病理现象,间接的判断消化道的功能状况。仔细观察粪便的性状、大小、硬度、有无脓血和黏液等,对便秘的病因诊断有较好的提示作用。

直肠指检:可协助发现直肠癌、直肠炎症狭窄、肛裂、痔疮、直肠坚硬粪块填塞、直肠外受压等所致的便秘。对排便困难的老弱患者,可发现肛门括约肌松弛和直肠扩大充满粪块。

内镜检查:结肠镜检查可用来检查大肠及结肠的内部病变,如肠道炎症、狭窄、息肉或肿瘤等,活体组织检查可确定病变性质;对于长期滥用泻药者,结肠镜检查可确定是否存在泻剂性结肠和(或)结肠黑变病。

腹部平片检查:对于疑有肠梗阻的患者,需要进行腹部平片检查,以确定梗阻部位及性质。

钡灌肠:钡灌肠可以发现解剖异常,如乙状结肠冗长、巨结肠、巨直肠、肠外压迫、腔内肿块等,对查明便秘的原因有较大价值,尤其是对诊断结肠或直肠癌帮助甚大。但对于完全性或近于完全性肠梗阻的患者,钡灌肠有一定的危险性,应予以注意。

特殊检查:

1)结肠传输实验:为粪便在结肠的通过时间提供客观测量方法,可跟踪观察了解结肠平滑肌功能状态,评估结肠的传输功能。

2)磁共振排粪造影:能显示肛管直肠部位的功能性及器质性病变,对便秘的诊断治疗提供依据。

3）结肠测压：对全结肠运动能力提供全面的评估。有助于诊断潜在的神经肌肉病变，并且可以发现由于神经肌肉功能引起的结肠慢传输。

4）肛门直肠测压：是一种广泛应用的检查不协调排便的手段，用以评估肛门直肠的压力，并且可以检查在静息状态或者用力排便时的直肠感觉、肛门直肠反射和肛门括约肌的功能。可以发现排便障碍（或不协调）和先天性巨结肠。

5）气囊排出试验：用于评估受检者排出粪便的能力。

6）盆底肌电图：主要用于判断盆底肌的功能活动状态，可以区分盆底随意肌群和神经功能异常，评定盆底功能失常的原因，对出口梗阻型便秘的诊断有重要的意义。

7）阴部神经潜伏期测定试验：是阴部神经受到电刺激后，观察肛门外括约肌产生收缩的时间，用以检测阴部神经功能。

8）肛管超声检查：观察肛管周围复杂的解剖结构，对于内括约肌、耻骨直肠肌肥厚所致便秘者有一定的参考价值。

诊断标准

便秘的罗马Ⅲ诊断标准如下：

1）必须符合以下2项或2项以上：

✓ 至少25％的排便感到费力。

✓ 至少25％的排便为干球状便或便硬。

✓ 至少 25% 的排便有不尽感。

✓ 至少 25% 的排便有肛门直肠梗阻感/阻塞感。

✓ 至少 25% 的排便需要手法帮助(如用手指帮助排便、盆底支持)。

✓ 排便次数<3 次/周。

2)在不使用泻药的情况下时很少出现稀便。

3)没有足够的证据诊断肠易激综合征(IBS)。

诊断前症状出现至少 6 个月,且近 3 个月症状符合以上诊断标准。

根据《中医病症诊断疗效标准》,便秘的诊断标准如下:

1)排便时间延长,2 天以上一次,粪便干燥坚硬。

2)严重者大便艰难,干燥如栗,可伴少腹胀急,神倦乏力,胃纳减退等症。

3)排除肠道器质性疾病。

第二章
便秘患者的中医养生方法概述

便秘的中医辨证分型及治疗

实秘

▶ 热结便秘(热秘)

临床表现：大便干结，小便短赤，身热面赤，口干口臭，口舌生疮，腹胀或痛，疼痛拒按，舌红，苔黄燥，脉滑数。

证候分析：肠为传导之官，若肠中积热，热灼津液，大便燥而肠道涩，则大便秘结。大便停积于肠中，为有形之邪，加之热积肠胃，腑气不通，故腹中胀满，疼痛拒按。热伏于内，脾胃之热熏蒸于上，故见身热面赤，口干口臭，口舌生疮；热移膀胱则见小便短赤。舌红，苔黄燥，脉滑数为里热化燥之证。

治疗方法：清热润肠。

常用方剂：

麻仁丸

[组成] 火麻仁(麻子仁)20 克,芍药 9 克,枳实 9 克,大黄 12 克,厚朴 9 克,杏仁 10 克。

[用法] 上药研为末,炼蜜为丸,每次 9 克,1～2 次,温开水送服。也可按原方用量比例酌减,改汤剂煎服。

[功效] 润肠泻热,行气通便。

[主治] 肠胃燥热,脾约便秘证。大便干结,小便频数,苔微黄少津,脉细涩。

[注意事项] 本方虽为润肠缓下之剂,但含有攻下破滞之品,津亏血少者,不宜常服;孕妇慎用。

大承气汤

[组成] 大黄 12 克,厚朴 24 克,枳实 12 克,芒硝 6 克。

[用法] 上药水煎,先煮厚朴、枳实,大黄后下,芒硝溶服。

[功效] 峻下热结。

[主治] 阳明腑实证。大便不通,频转矢气,脘腹痞满,腹痛拒按,按之则硬,甚或潮热谵语,手足濈然汗出。舌苔黄燥起刺或焦黑燥裂,脉沉实。

[注意事项] 本方为泻下峻剂,凡气虚阴亏、燥结不甚者,以及年老、体弱者等应慎用;孕妇忌用。注意见效即止,以免损耗正气。

小承气汤

[组成] 大黄 12 克,厚朴 6 克,枳实 9 克。

[用法] 上药以水 800 毫升,煮取 400 毫升,去滓,分 2

次温服。

[功效] 轻下热结,除满消痞。

[主治] 伤寒阳明腑实证。大便不通,潮热谵语,脘腹痞满,舌苔黄,脉滑而疾。

调胃承气汤

[组成] 大黄12克,炙甘草6克,芒硝10克。

[用法] 前二味以水600毫升,煮至200毫升,去滓,加入芒硝,用微火煮一二沸,温顿服之,以调胃气。

[功效] 缓下热结。

[主治] 阳明病胃肠燥热证。大便不通,口渴心烦,蒸蒸发热,或腹中胀满,或为谵语,舌苔正黄,脉滑数。

[注意事项] 以上三方俗称“三承气汤”,均为治疗热结便秘方,但使用略有区别。其中,大承气汤里大黄生用后下,以泄热除实;芒硝溶服,软坚润燥;且加枳实、厚朴行气除痞满,故攻下之力最为峻猛,主治痞、满、燥、实俱备之阳明腑实重证。小承气汤不用芒硝,且三味同煎,枳实、厚朴用量亦减,故攻下之力较轻,具有轻下热结的功用,主治痞、满、实而燥证不明显的阳明腑实轻证。调胃承气汤不用枳实、厚朴,仅用芒硝、大黄,芒硝虽后下,但大黄与甘草同煮,甘草又有甘缓的作用,故其攻下之力比大、小承气汤都要缓和,具有缓下热结的功用,主治阳明燥实内结而无痞满之证。

凉膈散

[组成] 大黄9克,朴硝9克,甘草9克,山栀子仁6克,

薄荷 6 克,黄芩 6 克,连翘 24 克。

[用法]上药共研为粗末,每服6～12克,加竹叶 3 克,蜂蜜少许,水煎服。也可作汤剂煎服。

[功效]泻火通便,清上泄下。

[主治]上中二焦邪热炽盛而大便秘结者。面赤唇焦,胸膈烦躁,口舌生疮,谵语狂妄,或咽痛吐衄,便秘溲赤,或大便不畅,舌红苔黄,脉滑数。

[注意事项]服用本方大便得解后,应当停服,以免损伤脾胃;孕妇及体虚者慎用。

更衣丸(又名:朱砂芦荟丸)

[组成]朱砂 15 克,芦荟 21 克。

[用法]朱砂、芦荟研为细末,滴好酒少许和丸。每服3.6 克,好酒吞服。朝服暮通,暮服朝通。

[功效]泻火,通便,安神。

[主治]肝火上炎,肠热便秘,目赤易怒,头晕心烦,睡眠不安。

当归龙荟丸

[组成]当归 30 克,龙胆草 15 克,栀子 30 克,黄连 30克,黄芩 30 克,黄柏 30 克,芦荟 15 克,大黄 15 克,木香 5克,麝香 1.5 克。

[用法]上药研为末,水泛为丸,每服 6 克,日 2 次,温开水送下。

[功效]泻火通便。

[主治]肝胆实火。头晕目眩,心烦不宁,谵语发狂,目

赤易怒,耳鸣耳聋,胁肋疼痛,脘腹胀痛,大便秘结,小便赤涩,脉弦数。

气滞便秘(气秘)

临床表现:大便秘结,欲便不得,胁腹胀满,甚者腹中胀痛,嗳气频作,苔薄腻,脉弦。

证候分析:情志失和,肝脾之气郁结,导致大肠气机郁滞,通降失常,传导失职而糟粕内停,大便秘结,欲便不得。糟粕内停,气机郁滞,则胁腹胀满,甚者腹中胀痛;腑气不通,气不下行而上逆,故嗳气频作。苔薄腻,脉弦,为内有肝郁之征。

治疗方法:顺气导滞。

常用方剂:

六磨汤

[组成]沉香3克,槟榔3克,枳实3克,木香3克,乌药3克,生大黄3克。

[用法]上药各水磨取汁50毫升,和匀,温服。

[功效]破气宽中通便。

[主治]气滞腹痛,大便秘结而有热者。

厚朴汤

[组成]厚朴30克,白术150克,半夏曲60克,炒枳实30克,陈皮30克,炙甘草90克。

[用法]上药研为粗末。每服9~15克,用水220毫升,加生姜5片,大枣3枚,煎至150毫升,去滓,空腹时温服。

[功效] 行气通便。

[主治] 胃虚气滞,大便秘结,不能饮食,小便清利。

逍遥散

[组成] 柴胡、当归、白芍、白术、茯苓各 30 克,炙甘草 15 克。

[用法] 上药共为散,每服 6～9 克,加煨姜、薄荷少许,共煎汤温服,1 日 3 次。也可作汤剂,用量按原方比例酌减,水煎服。亦有丸剂,每服 6～9 克,1 日 2 次。

[功效] 疏肝解郁,养血健脾。

[主治] 肝脾不和,证见便秘、腹胀、纳呆、胁肋作痛等症。

苏子降气汤

[组成] 紫苏子 9 克,半夏 9 克,当归 6 克,炙甘草 6 克,前胡 6 克,厚朴 6 克,肉桂 3 克。

[用法] 上药加生姜 2 片、大枣 1 枚、苏叶 2 克,水煎服,用量按原方比例酌定。)

[功效] 降气通便。

[主治] 肺失宣降,传导失司,证见便秘,咳喘,心腹痞闷,胸胁胀满,脉沉弦。

虚秘

⟳ 气虚便秘

临床表现:虽有便意而临厕努挣乏力,便质不干硬但难于排出,汗出短气,便后乏力,面色㿠白,神疲肢倦,少气懒言,舌淡嫩,苔白,脉弱。

证候分析:气虚者以肺、脾两脏为主,肺与大肠相表里,肺气虚则大肠传导无力,虽有便意而临厕须竭力努责,便后乏力,大便并不干结;肺虚卫外不固则汗出短气;脾虚健运无权,精微不化,则面色㿠白,神疲肢倦,少气懒言。舌脉均为气虚之象。

治疗方法:益气润肠。

常用方剂:

黄芪汤

[组成]黄芪30克,麻仁15克,白蜜15克,陈皮15克。

[用法]每日1剂,纳黄芪、麻仁、陈皮,水煎,加白蜜15克调服。

[功效]补气健脾,润肠通便。

[主治]气虚便秘,大便并不硬,虽有便意,但排便困难,便后乏力,面白神疲,脉弱。

黄龙汤

[组成]大黄9克,芒硝9克,枳实9克,厚朴6克,当归9克,人参6克,甘草3克。

[用法]上药加桔梗3克、姜3片、大枣2枚,水煎,芒硝溶服。)

[功效]泄热通便,益气养血。

[主治]阳明腑实,气血不足证。自利清水,色纯清,或大便秘结,脘腹胀满,腹痛拒按,身热口渴,神疲少气,谵语,

甚则循衣摸床,抽空理线,舌苔焦黄或焦黑,脉虚。

参仁丸

[**组成**] 麻子仁、大黄各 90 克,当归身 30 克,人参 23 克。

[**用法**] 上药研为末,炼蜜为丸,如梧桐子大。每次 30 丸,空腹时用热水送下。

[**功效**] 益气活血,润肠通便。

[**主治**] 气虚便秘,大便秘结后重,疼痛烦闷。

血虚便秘

临床表现:大便干结,面色无华,头晕目眩,心悸少寐,唇舌淡,脉细。

证候分析:血虚津少,不能下润大肠,肠道失于濡养而大便干结;血虚不能上荣,则面色无华,头晕目眩;血虚不养心神则心悸少寐。舌脉亦为血虚之象。

治疗方法:养血润燥。

常用方剂:

润肠丸加减

[**组成**] 当归 15 克,生地黄 15 克,火麻仁 20 克,桃仁 12 克,枳壳 12 克,生何首乌 15 克,建曲 12 克,麦芽 12 克,陈皮 12 克,白芍 15 克,肉苁蓉 18 克,黄芪 15 克,炙甘草 6 克。

[**用法**] 加水 1 000 毫升,煮 30 分钟,使药液约 300 毫升,去渣取药液,温后分 2 次服。每日 1 剂,

[**功效**] 养血润燥。

[**主治**] 血虚肠燥便秘。

益血丹

[**组成**] 当归、熟地黄各等分。

[**用法**] 上药研为末,炼蜜为丸,如弹子大,每服 1 丸,细嚼,酒送下。

[**功效**] 养血润肠。

[**主治**] 平素血虚,大便燥结。

阴虚便秘

临床表现:大便干结如羊粪状,形体消瘦,可见颧红、潮热盗汗、五心烦热、眩晕耳鸣、口干目涩,舌红少苔,脉细数。

证候分析:或素体阴虚,或久病,或热病之后,或过用汗、利、燥热之剂,损伤阴津,津液亏虚则肠道失于濡润,故大便干结、艰涩难下;阴虚,阴不敛阳,则生内热,故见形体消瘦、颧红、潮热盗汗、五心烦热;肝肾亏虚,髓海不足,不能上荣头目,故见眩晕耳鸣、口干目涩。

治疗方法:滋阴润肠通便。

常用方剂:

增液汤

[**组成**] 玄参 30 克,麦冬 24 克,生地 24 克。

[**用法**] 上药加水 1 500 毫升,煮取 600 毫升饮用。若不大便,再服。

[**功效**] 增液润燥。

[**主治**] 津亏肠燥证。阳明温病,津液不足,大便秘结,

或下后两三日,下证复现,脉沉无力者。

增液承气汤

[组成] 玄参 30 克,麦冬 25 克,生地 25 克,大黄 9 克,芒硝 4.5 克。

[用法] 上药水煎,芒硝溶化,分二次服用。

[功效] 滋阴增液,泻热通便。

[主治] 热结阴亏证。燥屎不行,下之不通,脘腹胀满,口干唇燥,舌红苔黄,脉细数。

五仁丸

[组成] 桃仁 15 克,杏仁 15 克,柏子仁 9 克,松子仁 5 克,郁李仁 5 克,陈皮 20 克。

[用法] 前五味分别研为膏,入陈皮末同研匀,炼蜜为丸,如梧桐子大,每服 50 丸(9 克),空腹用米汤送下。

[功效] 润肠通便。

[主治] 津枯肠燥证。大便干燥,艰涩难出,口干欲饮,舌燥少苔,脉细涩。

三仁丸

[组成] 柏于仁 30 克,松子仁 60 克,麻子仁 90 克。

[用法] 上药研为膏,炼蜜为丸,如梧桐子大。每服 10 克,用米汤送下。

[功效] 润肠通便。

[主治] 老人津液不足,大便秘结。

润燥汤

[组成] 升麻、生地黄各 6 克,熟地黄、当归梢、生甘草、

大黄、桃仁、麻仁各 3 克,红花 1.5 克。

[用法]上药水煎服,每日 1 剂,空腹时稍热服。

[功效]养血润肠。

[主治]阴虚血燥,大便不通。

阳虚便秘(冷秘)

临床表现:大便干或不干,排出困难,小便清长,面色㿠白,四肢不温,喜热怕冷,腹中冷,腰膝酸冷,舌淡或淡胖,苔白润而滑,脉沉迟。

证候分析:肾阳不足,阴寒内生,留于肠胃,阴气固结,阳气不运,糟粕不行,肠道传送无力而排便困难。肾阳不足,温煦无权,水气不化,故见小便清长;阳虚生寒,肌肤失温,故见四肢不温,喜热怕冷,腹中冷,腰膝酸冷;舌脉均为阳虚内寒之象。

治疗方法:温阳通便。

常用方剂:

济川煎

[组成]当归 9~15 克,牛膝 6 克,肉苁蓉 6~9 克,泽泻 5 克,升麻 1.5~3 克,枳壳 3 克。

[用法]上药作汤剂,水煎服。

[功效]温肾益精,润肠通便。

[主治]肾虚便秘证。大便秘结,小便清长,腰膝酸软,头目眩晕,舌淡苔白,脉沉迟或沉涩。

温脾汤

[组成]大黄 12 克,附子 9 克,干姜 6 克,人参 9 克,甘

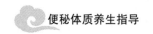

草 6 克。

[**用法**] 上药水煎服,大黄后下。

[**功效**] 温补脾阳,攻下冷积。

[**主治**] 脾阳不足,冷积内停证。便秘,腹痛,脐下绞结,绕脐不止,手足不温,苔白不渴,脉沉弦而迟。

大黄附子汤

[**组成**] 大黄 9 克,炮附子 9 克,细辛 3 克。

[**用法**] 上药水煎服。

[**功效**] 温里散寒,通便止痛。

[**主治**] 寒积里实证。腹痛便秘,或胁下偏痛,发热,手足厥冷,舌苔白腻,脉弦紧。

半硫丸

[**组成**] 半夏、硫黄各等分。

[**用法**] 上药粉碎成细粉,过筛,混匀。另取生姜压榨取汁,将姜渣加水煎煮,过滤,滤液加入姜汁中,与上述粉末泛丸,丸如梧桐子大。每次 15～20 丸,空腹时用温酒或生姜汤送下,妇女用醋汤送下。

[**功效**] 温肾散寒,通阳开秘。

[**主治**] 老年人虚冷便秘。

冷秘汤

[**组成**] 肉苁蓉 45 克,肉桂末 3 克,硫黄末 3 克,干姜 9 克,半夏 9 克,大黄 9 克,火麻仁 12 克。

[**用法**] 水煎,先煎肉苁蓉、干姜、半夏、火麻仁,后入大黄,取汁 300 毫升,冲入肉桂末、硫黄末,分 2 次温服。

［**功效**］温补脾肾，润肠通便。

［**主治**］脾肾阳衰，浊阴凝聚，大便秘结者。

常用的通便中草药

泻下类中草药根据其泻下作用特点及适应证的不同，一般可分为攻下药、润下药和峻下药三类。攻下药的作用较猛，峻下药尤为峻烈。这两类药物，奏效迅速，但易伤正气，宜用于邪实正气不虚之症，宜奏效即止，不可过服，以免损伤胃气，对久病正虚、年老体弱以及妇女胎前产后、月经期等均应慎用或禁用。润下药的作用较缓和，能滑润大肠而解除排便困难，且不致引起大泻，故对老年虚弱患者，以及妇女胎前产后等由于血虚或津液不足所致的肠燥便秘，均可应用。其他具有通便作用的非泻下类中草药，大多富含油脂，能润肠通便；或能滋阴养血，以润燥滑肠；或能行气导滞以通便。

攻下药

本类药物多具有苦寒沉降之性，主入胃、大肠经，具有较强的泻下通便作用，并具清热泻火之功。主要用于胃肠积滞，里热炽盛，大便秘结，燥屎坚结，腹满急痛等里实证。应用本类药物时，常配伍行气药同用，以加强泻下和消除胀满作用。本类药物也可用于冷积便秘,但必须配伍温里药同用。

🌀 大黄

[**性味归经**] 味苦,性寒。归脾经、胃经、大肠经、肝经、心经。

[**功效**] 泻下攻积,清热泻火,活血祛瘀。

[**用法用量**] 煎服,5～10克。泻下通便宜生用,且宜后下,或用开水泡服,久煎则泻下力减弱。

[**使用注意**] 脾胃虚弱者慎用;妇女妊娠、月经期、哺乳期忌服。

🌀 芒硝

[**性味归经**] 味咸、苦,性寒。归胃经、大肠经。

[**功效**] 泻下,软坚,清热。

[**用法用量**] 内服,10～15克,冲服或用开水溶化服,一般不入煎剂。

[**使用注意**] 孕妇及哺乳期妇女忌服。另外,芒硝因加工方法不同有朴硝、芒硝、玄明粉之分,三者功用基本类似,朴硝杂质较多,泻下最烈;芒硝较纯,作用较缓;玄明粉最纯,作用也最缓和,临证可酌情选用。

🌀 番泻叶

[**性味归经**] 味甘、苦,性寒。归大肠经。

[**功效**] 泻下导滞。

　　[**用法用量**]开水泡服,1.5～3克。煎服,5～9克,后下。

　　[**使用注意**]妇女哺乳期、月经期及孕妇忌用。剂量过大时,偶有恶心、呕吐、腹痛等不良反应。

芦荟

　　[**性味归经**]味苦,性寒。归肝经、大肠经。

　　[**功效**]泻下,清肝。

　　[**用法用量**]入丸散服,不入煎剂,每次1～2克。

　　[**使用注意**]脾胃虚弱、食少便溏者及孕妇忌服。

润下药

　　本类药物多为植物种子或种仁,富含油脂,味甘质润,具有润燥滑肠的作用,使大便易于排出,适用于年老、体弱、产后所致津枯、阴虚、血虚便秘。应用时应该根据不同病情,配伍其他药物同用,以增加疗效。

火麻仁

　　[**性味归经**]味甘,性平。归脾经、大肠经。

　　[**功效**]润肠通便。

　　[**用法用量**]煎服,10～15克,打碎入煎剂。

郁李仁

　　[**性味归经**]味辛、苦、甘,性平。归大肠经、小肠经。

[**功效**] 润肠通便,利水消肿。

[**用法用量**] 煎服,6～12 克。打碎入煎剂。

[**使用注意**] 孕妇慎用。

松子仁

[**性味归经**] 味甘,性温。归肺经、肝经、大肠经。

[**功效**] 润燥滑肠,润肺止咳。

[**用法用量**] 煎服,5～10 克。

[**使用注意**] 脾虚便溏、有湿痰者慎用。

峻下药

本类药物大多苦寒有毒,有强烈的泻下作用,但本类药物药性峻猛,不良反应大,易伤正气,多数具有毒性,使用时应中病即止,不可久服,体虚者慎用,孕妇忌用。还要注意药物炮制、剂量、用法及禁忌等,以确保用药安全有效。

巴豆

[**性味归经**] 味辛,性热,有大毒。归胃经、大肠经、肺经。

[**功效**] 峻下冷积。

[**用法用量**] 入丸散服,每次 0.1～0.3 克。内服宜用巴豆霜,以降低毒性。

[**使用注意**] 孕妇及体弱者忌服。畏牵牛。传统认为

巴豆得热则助泻,得冷则泻止,故服巴豆时不宜食热粥、饮开水等热物。

牵牛子

[**性味归经**] 味苦,性寒,有毒。归肺经、肾经、大肠经。

[**功效**] 泻下通便。

[**用法用量**] 煎服,3～9克。入丸散服,1.5～3克。炒用则药性减缓。

[**使用注意**] 孕妇忌服。不宜与巴豆同用。

具有通便作用的其他中草药

苦杏仁

[**性味归经**] 味苦,性微温,有小毒。归肺经、大肠经。

[**功效**] 止咳平喘,润肠通便。

[**用法用量**] 煎服,3～10克。宜打碎入煎剂,生品入煎剂宜后下。杏仁霜须包煎。

[**使用注意**] 婴儿慎用;阴虚咳嗽者忌用。本品有小毒,服用过量(超过30克)可引起中毒。

苏子

[**性味归经**] 味辛,性温。归肺经、大肠经。

[**功效**] 降气化痰,止咳平喘,润肠通便。

[**用法用量**] 煎服,3～10克。或入丸散。

[**使用注意**] 阴虚咳喘者慎用。

🌀 桃仁

[**性味归经**] 味苦、甘,性平,有小毒。归心经、肝经、大肠经。

[**功效**] 活血祛瘀,润肠通便,止咳平喘。

[**用法用量**] 煎服,3～10克。用时捣碎。

[**使用注意**] 孕妇忌用。

🌀 柏子仁

[**性味归经**] 味甘,性平。归心经、肾经、大肠经。

[**功效**] 养心安神,润肠通便。

[**用法用量**] 煎服,10～20克。

[**使用注意**] 多痰者慎用。

🌀 核桃仁

[**性味归经**] 味甘,性温。归肾经、肺经、大肠经。

[**功效**] 补肾益肺,纳气定喘,润肠通便。

[**用法用量**] 煎服,10～30克。润肠燥宜去皮用。

[**使用注意**] 阴虚火旺、痰热咳嗽者忌服。

🌀 瓜蒌仁

[**性味归经**] 味甘、微苦,性寒。归肺经、胃经、大肠经。

[**功效**] 清热化痰,利气宽胸,散结消痈,润燥滑肠。

[**用法用量**]煎服,10～15克,打碎入煎剂。

[**使用注意**]湿痰、寒痰者忌用。反乌头。

决明子

[**性味归经**]味甘、苦、咸,性微寒。归肝经、肾经、大肠经。

[**功效**]清肝明目,润肠通便。

[**用法用量**]煎服,10～15克。

厚朴

[**性味归经**]味苦、辛,性温。归脾经、胃经、肺经、大肠经。

[**功效**]燥湿行气,消积除满。

[**用法用量**]煎服,3～10克。

[**使用注意**]体虚及孕妇慎用。

肉苁蓉

[**性味归经**]味甘、咸,性温。归肾经、大肠经。

[**功效**]补肾阳,益精血,润肠通便。

[**用法用量**]煎服,10～15克。单用大剂量煎服,可用至60克。

[**使用注意**]阴虚火旺及胃肠实热便结者忌服。

锁阳

[**性味归经**]味甘,性温。归肝经、肾经、大肠经。

[**功效**] 补肾阳,益精血,润肠通便。

[**用法用量**] 煎服,10～15 克。

[**使用注意**] 阴虚火旺及实热便秘者忌服。

当归

[**性味归经**] 味甘、辛,性温。归肝经、心经、脾经。

[**功效**] 补血,活血调经,止痛,润肠通便。

[**用法用量**] 煎服,5～15 克。

[**使用注意**] 湿盛中满者忌服。

生何首乌

[**性味归经**] 味甘、苦,性平。归心经、肝经、大肠经。

[**功效**] 润肠通便。

[**用法用量**] 煎服,10～30 克。

[**使用注意**] 湿痰较重者不宜服。

槟榔

[**性味归经**] 味苦、辛,性温。归大肠经、胃经。

[**功效**] 驱虫消积,行气利水。

[**用法用量**] 煎服,6～15 克。

[**使用注意**] 脾虚或气虚下陷者忌用。

罗汉果

[**性味归经**] 味甘,性凉。归肺经、大肠经。

[**功效**] 清热润肺,生津止渴,滑肠通便。

[**用法用量**] 煎服,10～30 克。

○ 冬葵子

[**性味归经**] 味甘,性寒。归大肠经、小肠经、膀胱经。

[**功效**] 利水通淋,下乳,润肠通便。

[**用法用量**] 煎服,10～15 克。

[**使用注意**] 孕妇慎用。

○ 硫黄

[**性味归经**] 味酸,性温,有毒。归肾经、大肠经。

[**功效**] 外用解毒,杀虫,止痒;内服补火,壮阳,通便。

[**用法用量**] 入丸散,1～3 克。

[**使用注意**] 阴虚阳亢者及孕妇忌服。畏朴硝。

常用的通便中成药

实秘

○ 热结便秘(热秘)

一清胶囊

[**功效**] 清热燥湿,泻火解毒。

[**主治**] 用于热毒所致的身热烦躁,目赤口疮,咽喉、牙

龈肿痛,大便秘结。

[**规格**] 每粒0.5克。

[**用法用量**] 口服。一次2粒,一日3次。

[**不良反应**] 偶见皮疹、恶心、腹泻、腹痛。

[**禁忌**] 小儿、孕妇、年老体弱及脾胃虚寒者慎用。

[**注意事项**] 忌烟、酒及辛辣、油腻食物。

三黄片

[**功效**] 清热解毒,泻火通便。

[**主治**] 用于三焦热盛所致的目赤肿痛、口鼻生疮、咽喉肿痛、牙龈肿痛、心烦口渴、尿黄便秘。

[**规格**] 片剂,每片重0.25克。

[**用法用量**] 口服。一次4片,一日2次,小儿酌减。

[**不良反应**] 偶有恶心、呕吐、皮疹和药热,停药后消失。

[**禁忌**] 孕妇忌用;溶血性贫血患者及葡萄糖-6-磷酸脱氢酶缺乏患者禁用。

[**注意事项**] 忌烟、酒及辛辣食物。不宜在服药期间服用滋补性中药。不宜长期服用。

黄连上清丸

[**功效**] 散风清热,泻火止痛。

[**主治**] 用于风热上攻、肺胃热盛所致的头晕目眩、牙齿疼痛、口舌生疮、咽喉肿痛、耳痛耳鸣、大便秘结、小便短赤。

[**规格**] 水丸每袋装6克。

[**用法用量**] 口服。水丸一次 3～6 克,一日 2 次。

[**禁忌**] 脾胃虚寒者禁用;孕妇慎用。

[**注意事项**] 忌烟、酒及辛辣食物。不宜在服药期间服用滋补性中药。不宜长期服用。

复方芦荟胶囊

[**功效**] 清肝泄热,润肠通便,宁心安神。

[**主治**] 用于心肝火盛、大便秘结、腹胀腹痛、烦躁失眠。

[**规格**] 每粒装 0.5 克。

[**用法用量**] 口服。一次 1～2 粒,一日 1～2 次。

[**禁忌**] 孕妇禁用;哺乳期妇女及肝肾功能不全者慎用。

[**注意事项**] 不宜长期服用。

麻仁润肠丸

[**功效**] 润肠通便。

[**主治**] 用于肠胃积热、胸腹胀满、大便秘结。

[**规格**] 每丸重 6 克。

[**用法用量**] 口服。一次 1～2 丸,一日 2 次。

[**禁忌**] 孕妇忌服。

[**注意事项**] 饮食宜清淡,忌酒及辛辣食物。不宜在服药期间服用滋补性中药。不宜长期服用。

防风通圣丸

[**功效**] 解表通里,清热解毒。

[**主治**] 用于外寒内热、表里俱实、恶寒壮热、头痛咽

干、小便短赤、大便秘结、风疹湿疮。

[**规格**] 每 20 丸重 1 克。

[**用法用量**] 口服。一次 6 克,一日 2 次。

[**禁忌**] 孕妇慎用。

[**注意事项**] 忌烟、酒及辛辣、油腻、鱼虾海鲜类食物。不宜在服药期间服用滋补性中药。不宜长期服用。

气滞便秘(气秘)

木香槟榔丸

[**功效**] 行气导滞,泻热通便。

[**主治**] 用于积滞内停、壅塞气机、生湿蕴热、赤白痢疾、里急后重、胃肠积滞、脘腹胀痛、大便不通。

[**规格**] 每袋重 6 克。

[**用法用量**] 口服。一次 3～6 克,一日 2～3 次。

[**禁忌**] 孕妇禁用;年老体弱及脾胃虚弱者慎用。

[**注意事项**] 忌食辛辣油腻、酸性及不易消化食物。

木香顺气丸

[**功效**] 行气化湿,健脾和胃。

[**主治**] 用于湿浊阻滞气机,证见脘腹胀痛、恶心、嗳气、大便不通。

[**规格**] 每 50 粒重 3 克。

[**用法用量**] 口服。一次 6～9 克,一日 2～3 次。

[**禁忌**] 孕妇慎用;本药为香燥之品组成,如遇口干舌燥,手心足心发热感的阴液亏损者慎用。

[**注意事项**]忌生冷油腻食物。本药宜空腹用温开水送服。

枳实导滞丸

[**功效**]消食导滞,清利湿热。

[**主治**]用于饮食积滞、湿热内阻所致的脘腹胀痛、不思饮食、大便秘结、痢疾里急后重。

[**规格**]每瓶36克。

[**用法用量**]口服。一次6～9克,一日2次。

[**禁忌**]孕妇及过敏体质者慎用。

越鞠保和丸

[**功效**]舒肝解郁,开胃消食。

[**主治**]用于气郁停滞、倒饱嘈杂、胸腹胀痛、消化不良。

[**规格**]每袋6克。

[**用法用量**]口服。一次6克,一日1～2次。

[**禁忌**]孕妇慎用。

[**注意事项**]忌食生冷油腻不易消化食物。

四消丸

[**功效**]消水,消痰,消食,消气,导滞通便。

[**主治**]用于一切气食痰水、停积不化、胸脘饱闷、腹胀疼痛、大便秘结。

[**规格**]每20丸重1克。

[**用法用量**]口服。一次30～60丸,一日2次。

[**禁忌**]身体衰弱、脾虚便泄、有外感者及孕妇忌服。

六味安消胶囊

[**功效**] 和胃健脾,导滞消积,行血止痛。

[**主治**] 用于胃痛胀满、消化不良、便秘、痛经。

[**规格**] 每粒0.5克。

[**用法用量**] 口服,一次3~6粒,一日2~3次。

[**不良反应**] 对本品敏感或体质虚弱的患者,服用本品后可能出现大便次数增多或轻微腹泻,一般无须特殊处理,减量服用或停药即可。未发现对儿童、老人的不良反应。

[**禁忌**] 孕妇忌服,妇女哺乳期应慎用或忌用;过敏体质者慎用。

[**注意事项**] 儿童用量酌减,并在医师指导下服用。长期连续服用,应向医师咨询。不可咀嚼或将胶囊拆开服用。

虚秘

气虚便秘

补中益气丸

[**功效**] 补中益气。

[**主治**] 用于体倦乏力,脾虚气陷证。

[**规格**] 每8丸相当于原生药3克。

[**用法用量**] 口服。一次8~10丸,一日3次。

[**禁忌**] 本品不适用于恶寒发热表证者,暴饮暴食脘腹胀满实证者。高血压患者慎服。

[**注意事项**] 不宜和感冒药同时服用。服本药时不宜同时服用藜芦或其制剂。本品宜空腹或饭前服为佳，亦可在进食同时服。服药期间出现头痛、头晕、复视等症，或皮疹、面红者，以及血压有上升趋势，应立即停药。

复方黄芪口服液

[**功效**] 补肾健脾，益气养血。

[**主治**] 适用于中老年脾肾亏虚诸症。

[**规格**] 每支 10 毫升。

[**用法用量**] 口服。一次 10 毫升，一日 3 次。

[**禁忌**] 孕妇禁用；实热症、湿热症者禁服；感冒发热恶寒等症者禁服；便溏者不宜服用。

[**注意事项**] 忌辛辣、生冷、油腻食物。本品宜饭前服用。

血虚便秘

当归养血膏

[**功效**] 补养气血。

[**主治**] 用于气血亏虚、面色萎黄、眩晕乏力、肌肉消瘦、大便秘结、经闭、赤白带下。

[**规格**] 糖浆剂，每瓶 200 毫升、100 毫升。

[**用法用量**] 口服。每次 10 毫升，每日 2 次，用温开水冲服。

桑葚膏

[**功效**] 补肝肾，益精血。

[主治]用于肝肾精血亏损引起的身体消瘦、腰膝酸软、盗汗、头晕眼花、口渴咽干、大便不通。

[规格]每瓶 125 克。

[用法用量]口服。一次 10 克,一日 2 次。

[禁忌]感冒患者不宜服用。糖尿病患者慎用。

[注意事项]忌油腻食物。

阴虚便秘

五仁润肠丸

[功效]润肠通便。

[主治]用于老年体弱便秘。

[规格]每丸重 9 克。

[用法用量]口服,一次 1 丸,一日 2 次。

[禁忌]孕妇忌服;年轻体壮者便秘时不宜用本药。

[注意事项]忌食生冷、油腻、辛辣食物。

首乌片

[功效]补肝肾,强筋骨,乌须发。

[主治]用于肝肾两虚所致的头晕目花、耳鸣、腰酸肢麻、须发早白、大便干结。

[规格]薄膜衣片每片重 0.37 克。

[用法用量]口服。一次 5 片,一日 3 次。

[禁忌]孕妇禁用;感冒发热患者不宜服用。

[注意事项]忌辛辣、生冷、油腻食物。本品宜饭前服用。

阳虚便秘(冷秘)

苁蓉通便口服液

[**功效**]润肠通便。

[**主治**]用于老年便秘、产后便秘。

[**规格**]每支 10 毫升。

[**用法用量**]口服。一次 1～2 支(10～20 毫升),一日 1 次,睡前或清晨服用。

[**禁忌**]孕妇慎用。年轻体壮者便秘时不宜用本药。

金匮肾气丸

[**功效**]温补肾阳,化气行水。

[**主治**]用于肾虚水肿、腰膝酸软、小便不利、畏寒肢冷。

[**规格**]每 100 粒重 20 克。

[**用法用量**]口服。一次 20 粒(4 克)～25 粒(5 克),一日 2 次。

[**禁忌**]孕妇忌服。

[**注意事项**]忌房事、气恼。忌食生冷食品。

便秘的食疗法

便秘的食疗原则

养成良好的饮食习惯、保持营养的均衡对防治便秘是

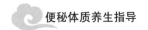
十分重要的。

要注意饮食的量：饮食的量与大便直接相关，饮食太少，则形成大便的成分不足，大便量亦偏少，肠道得不到适度的充盈，蠕动功能减弱，容易引起便秘。尤其值得注意的是，早餐要吃饱！由于早餐后是最易引起便意的时刻，如果不吃早餐，将失去排便的机会。而且不进食早餐，午餐、晚餐进食过多，则容易引起肥胖。但同时也不提倡饮食过量，暴饮暴食、吃喝太多反而会造成胃肠的负担，使胃肠得不到充分的休息，而且容易造成营养过剩，加重身体其他脏器的负担，从而有碍机体机能正常运行。

要注意饮食的质：不宜偏食，同时应多进食一些富含纤维素的食物。早在《黄帝内经》中就特别强调五味调和的重要性，长期饮食偏嗜可引起机体营养失调，甚至诱发便秘。此外，辛辣刺激之物、收敛之物如乌梅、石榴、李子、柿子、莲子、糯米、高粱、辣椒、胡椒、烧烤、酒等亦可引起便秘；浓茶、咖啡含有的鞣酸和咖啡因等物质能减少胃肠道的蠕动，有一定收敛作用，也应尽量避免食用。主食不宜太精、过细，要注意吃些粗粮和杂粮，副食要注意多食含纤维素多的果蔬。纤维素不易被消化吸收，残渣量多，可增加肠道内的容积，提高肠道内压力，增加对肠道的刺激量及肠蠕动，有利于排便。正常人每公斤体重需要 90～100 毫克纤维素来维持正常排便。粗加工的米面、蔬菜、水果、海带、香菇、芋类等都是含纤维素较多的食物。

要摄入足量的水分：水是机体必不可少的物质，对有便秘人群来说,摄入足量的水分更为重要。水分可以润滑肠道,还可参与大便的形成,并使大便软化,有利于排出。如果水分偏少,大便则容易干涩难行。特别是重体力劳动者,因出汗多,呼吸量大,水分流失多,肠道内水分必然被大量吸收,所以要预防大便干燥就得多喝水,建议每天饮水可在 1 500 毫升以上。早饭前或起床后喝一杯水有轻度通便作用。

酌量进食一些富含油脂的食物:如核桃仁、花生米、芝麻、菜籽油、花生油等,都有良好的润肠通便作用。但值得注意的是,过多的高脂肪饮食是不适宜的。

除了上述饮食原则,便秘的食疗食治还需注意以下几方面。

以中医理论为指导,辨证配食

食物也有寒热温凉之性,或攻或补的作用,因此在进行食疗时,必须以中医基础理论为指导,在辨证的基础上立法、选食、配方、制膳,才能达到食疗的目的。具体而言,热结便秘者,应选食具有清热作用的食物;气滞便秘者,应选食具有理气通降作用的食物;脾胃气虚者,应选食具有补气健脾作用的食物;血虚便秘者,应选食具有养血润燥作用的食物;阴虚便秘者,应选食具有滋阴润肠作用的食物;阳虚便秘者,应选食具有温阳通便作用的食物。

注意脾胃运化功能,能化则安

中医认为,脾胃为后天之本,脾主运化精微营养物质,胃主受纳水谷。脾与胃，一阴一阳，互为表里，脾与胃共同参与饮食的消化吸收。脾与胃居于中焦，是升降的枢纽，其升降影响着各脏腑的阴阳升降，因此脾胃健运，脏腑才能和顺协调，元气才能充沛。

治疗便秘的食疗方多配伍具有攻下作用的药物，或选择滋腻多汁的药物，前者易于损伤脾胃，后者易于碍胃。所以，在进行食疗时尤其注意脾胃的运化功能，否则脾胃弱而不化药力，药疗、食疗均达不到预期效果。这就要求根据患者的具体情况进行食疗，如脾胃虚弱者不宜选用过于滋腻的食物，应先健脾后治疗，或健脾与治疗兼施。

合理选择食疗方案

能调治便秘的食疗方案很多，如汤、饮、膏、粥、糖、面等。但有些饮食类别本身对脾胃有影响，如酒可损伤胃腑，因此在选择食疗方案时要慎重。在诸多饮食类别中，粥既可调养脾胃又可用来治病，很适合便秘患者，对老年及体虚者尤为适用。

精心配制，药食兼备

制定食疗方案，要根据需要选择药物，并按照要求精选药材、食物，同时在配方中注意药物之间以及药物与食物之间的配伍宜忌，还应严格按照配方制作的工艺要求采用煎、煮等烹饪方法，使配方药物、食物既不失其自然之色、香、味、形，又有药物的治疗功效，具有药食兼备的特点。

常见的通便食材

按作用机制不同分类

富含膳食纤维的食物：食物中的膳食纤维分为水溶性和不溶性两种，前者能软化大便，增加肠道益生菌数量，调整人体内的生态平衡；后者残渣量多，在肠道内吸水膨胀，可增加肠道内的容积，提高肠道内压力，增加对肠道的刺激量及肠蠕动，从而有利于排便。富含膳食纤维的食物有杂粮、豆类、菌藻类以及果蔬类。

富含油脂、油酸的食物：食物内蕴含的植物油能直接润肠，其分解产物脂肪酸还能刺激肠道蠕动，从而有利于通便。而油酸具有乳化作用，能软化大便，促进排便。富含油脂、油酸的食物大多为植物油和坚果类，如橄榄油、葵花籽油、核桃仁、杏仁、芝麻、花生等。

富含寡糖的食物：寡糖又被称为低聚糖，是碳水化合物的一种，其聚合度相对较低。研究发现，寡糖能增加双歧杆菌含量，有助于调节肠道环境，从而有利于排便。富含寡糖的食物有大蒜、玉米、蜂蜜、各类豆制品等。

富含植物性乳酸菌的食物：乳酸菌有调节肠道环境、消除便秘的作用。乳酸菌分为动物性和植物性两种，能起到预防便秘作用的是后者，因为植物性乳酸菌更耐酸性环境，能活着到达肠道发挥作用，其存活率是动物性乳酸菌的10倍。富含植物性乳酸菌的食物有泡菜、发酵酱油、酵母等。

富含 B 族维生素的食物：含 B 族维生素丰富的食物可以促进消化液分泌，维持和促进肠道蠕动，有利于排便。常见的食物有粗粮、酵母、豆类及其制品，以及富含叶酸的蔬菜如菠菜、包心菜等。

富含维生素 C 的食物：肠道内的维生素 C 是乳酸菌的食物之一，能增加益生菌数量，从而间接帮助通便。富含维生素 C 的食物有鲜枣、橙和绿叶蔬菜等。

富含镁的食物：镁具有轻泻、软化大便的作用，适量摄取有助于通便。富含镁的食物有芝麻、花生、杏仁、核桃、糙米、香蕉等。

能补充水分的食物：水分可以润滑肠道，还可参与大便的形成，并使大便软化，有利于排出。富含水分的食物大多为果蔬类，如西瓜、梨、哈密瓜等。

易产气的食物：多食易产气的食物能促进肠蠕动加快，有利于排便，如洋葱、萝卜、蒜苗、豆类等。

按食物种类分类

粮豆类：糙米、小麦、荞麦、燕麦、玉米、红薯、土豆、芋头、慈姑、红豆、绿豆、芸豆等。

蔬菜类：茭白、韭菜、菠菜、芹菜、丝瓜、藕、番茄、青菜、萝卜、胡萝卜、白菜、莴笋、牛蒡、笋类、蕨菜、菜花、南瓜、油菜、包心菜、苋菜、地瓜叶、西葫芦、豆芽、茄子、芦荟、大蒜、洋葱、木耳、海带、海蜇、紫菜、口蘑、香菇、泡菜等。

水果类：葡萄、杏、鸭梨、苹果、香蕉、猕猴桃、西瓜、柚子、橙、桑葚、草莓、柑橘、甘蔗、大枣、西梅等。

坚果类：花生、芝麻、核桃仁、松子仁、杏仁、腰果、开心果等。

食用油：花生油、芝麻油、豆油等。

其他类：蜂蜜、酵母、醋、酸奶、银耳、百合等。

便秘的外治法

针灸疗法

针灸疗法治疗便秘应用广泛、效果显著,在常规穴位基础上辅以脏腑、经络、气血津液辨证取穴,能更全面地综合病情,对证施治。临床上最常见的穴位有天枢、足三里、大肠俞、上巨虚、关元、支沟等;实秘用泻法,虚秘用补法。天枢是大肠经的募穴,能疏通大肠腑气,天枢使腑气通而使大肠传导功能复常。足三里是胃经的合穴,胃之下合穴,为调理脾胃的要穴。大肠俞为大肠的背俞穴,为大肠的腑气输注之处,故可疏通大肠的腑气而通便。上巨虚是大肠经的下合穴,亦通过疏通腑气而通便。关元为任脉上的穴位,有助元阳的功效。支沟为大肠经之络穴,三焦经之经穴,功善调气通腑,是治疗各种便秘的临床效验穴。

针灸治疗专业性较强,必须到医院或请有资质的医生进行治疗,因此在此不作详述。

穴位疗法

⟳ 耳穴贴压疗法

耳穴贴压是中医学独具特色的外治法之一,具有平衡阴阳、调理脏腑、疏通经络、清热降火、扶正祛邪、养血安神、清利湿热、活血止痛、通便排石等功能,而且操作简便,经济安全。耳穴贴压对便秘的影响,主要是刺激穴下神经,以及药物透皮吸收,提高了自主神经反射与副交感神经兴奋,从而增强肠蠕动和便意刺激。

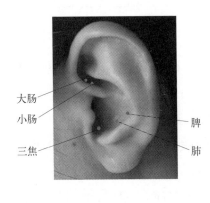

穴位选取及功效:

肺:耳甲腔中心凹陷处、心区下方;清泄腑实、利湿导滞。

大肠:在耳轮脚上方的内 1/3 处;传导糟粕,清热通便。

小肠:在耳轮脚上方的中 1/3 处;消化吸收,润肠通便。

三焦:外耳道孔下方与对耳屏内侧下 1/2 连线中点;理气健脾、补肾利水,在治疗中是要穴、气穴、广谱穴。

脾:耳甲腔外上方,在耳轮脚消失处与轮屏切迹连线的中点;清热利湿,补气通便。

操作方法：

1）清洁耳穴周围皮肤选取相应耳穴。

2）将胶布剪成 0.5 厘米×0.5 厘米大小，中间置王不留行籽 1 粒成药贴，或直接选用耳穴磁珠贴，实证可选用六神丸。

3）以探棒将药贴敷于所选穴位上，用食、拇指循耳前后按压至酸沉麻木，或疼痛烧灼为得气，一般按压 3 分钟，一次选穴 5 个。

4）每日按压 3～5 次，每次每穴 3 分钟，刺激量以最大耐受量为度。

5）5 天换贴 1 次，两耳交替敷贴。

6）30 天为 1 个疗程。

注意事项：

1）耳廓皮肤有炎症或冻伤者，不予使用；严重耳鸣者禁忌采用磁珠贴。

2）操作时，要安全使用探棒，不可用尖头的锐器，避免皮肤损伤或定穴不准确。

3）避免胶布潮湿或受污染，防止皮肤感染。夏天炎热，汗多者进行耳穴贴压的时间一般为留置 4 天，休息 1 天。

4）对胶布过敏伴有痒感者，可取下胶布，休息 3 天后再贴压。必要时加贴肾上腺穴，或遵医嘱予以氯苯那敏等抗过敏。

5）选穴组方中穴不宜太多，通常 5 穴，在治疗过程中，穴位要轮换选用以免气感减弱,从而影响疗效。

摩腹疗法

摩腹疗法是对腹部进行有规律的按摩的一种方法,属于自我按摩疗法的一种,有健脾胃、助消化、通畅胃肠气机的作用。

操作方法:患者取仰卧位,两腿屈曲,双手叠掌置于脐下腹部,以脐为中心,双手绕脐,由小至大,顺结肠向上、向左、向下、向右进行回旋按摩,范围最大时上至肋弓,下至耻骨联合,然后再由大至小,叠掌回至原处。全过程需6~10分钟。每日分别在晚前及起床前各进行1次,也可在排便前20分钟加行1次,以增强排便效果。

注意事项:摩腹过程中须匀速、缓慢、柔和、轻松自然、用力适度,以不引起腹部疼痛或不适为度。若腹内有恶性肿瘤、阑尾炎和腹膜炎等疾病时,不宜进行摩腹疗法。

穴位按摩

天枢

[定位] 在腹中部,脐中旁开2寸。

[取穴要点] 脐中至耻骨联合上缘为5寸。

足三里

[定位] 在小腿前外侧,当外膝眼下3寸,距胫骨前缘一横指(中指)。

[取穴要点] 腘横纹至外踝尖为16寸。

大肠俞

[**定位**] 在腰部,当第四腰椎棘突下,旁开1.5寸。

[**取穴要点**] 两侧髂嵴最高点的连线平对第四腰椎棘突,肩胛骨内缘至后正中间线为3寸。

上巨虚

[**定位**] 在小腿前外侧,当外膝眼下6寸,距胫骨前缘一横指(中指)。

[**取穴要点**] 腘横纹至外踝尖为16寸。

支沟

[**定位**] 在前臂背侧,当阳池与肘尖的连线上,腕背横纹上3寸,尺骨与桡骨之间。

[**取穴要点**] 阳池穴位于腕背横纹中,当指伸肌腱的尺侧缘凹陷处,按揉时避开尺骨、桡骨。

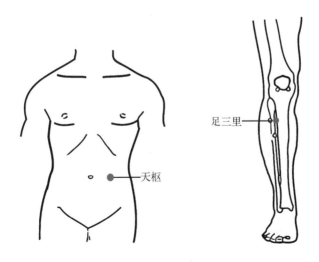

天枢

足三里

照海

[**定位**] 在足内侧，内踝尖下方凹陷处。

涌泉

[**定位**] 在足底部，卷足时足前部凹陷处，约当足底二、三趾趾缝纹头端与足跟连线的前 1/3 与后 2/3 交点上。

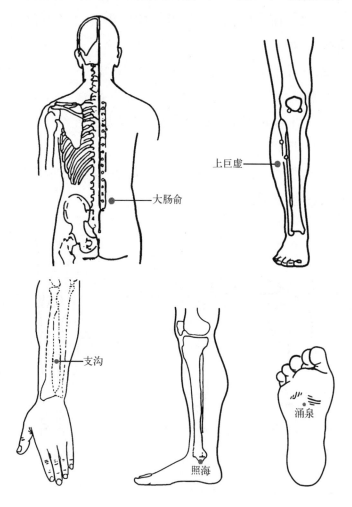

足底按摩

现代研究已证明,足底存在着与各脏腑器官相对应的反射区和经络分布,刺激足底各部位反射区,使得血液循环畅通,排除积聚在体内的废物和毒素,能够使新陈代谢作用正常运作,最终达到治疗效果。

选区:肺、脾、胃、十二指肠、大肠(升结肠、横结肠、降结肠、直肠)、小肠、肛门反射区。

操作方法:按摩前先用温水泡双足 10 分钟。用拇指指尖或指腹按压施力,刺激强度以能忍受为度。如刺激强度不够,可双手拇指叠加施力,或食指关节弯曲,其余四指握拳,以指关节施力。每日按摩 1 次。

功法治疗

易筋经

易筋经源于我国古代导引术,历史悠久。据记载,导引是由原始社会的"巫舞"发展而来,到春秋战国时期已为养生家所必习。目前发现流传至今最早的是易筋经十二式版本,各式动作是连贯的有机整体,动作注重伸筋拔骨,舒展连绵,刚柔相济;呼吸要求自然,动息相融,并以形导气,意随形走,易学易练。

习练要领:精神放松,形意合一;呼吸自然,贯穿始终;刚柔相济,虚实相兼;循序渐进,配合吐纳。

预备势

两脚并拢站立,两手自然垂于体侧;下颌微收,百会虚领,唇齿合拢,舌自然平贴于上腭;目视前方。

[取穴]百会:在头部,当前发际正中直上5寸,或两耳尖连线的中点处。

[动作要点]全身放松,身体中正,呼吸自然,目光内含,心平气和。

[功用]宁静心神,调整呼吸,内安五脏,端正身形。

第六式——出爪亮翅势

动作一:两脚与肩同宽,右臂外旋,左臂内旋,摆至侧平举,两掌心向前,环抱至体前,随之两臂内收,两手变柳叶掌(五指伸直,并拢)立于云门穴前,掌心相对,指尖向上;目视前下方。

动作二:展肩扩胸,然后松肩,两臂缓缓前伸,并逐渐转掌心向前,成荷叶掌(五指伸直、张开),指尖向上;瞪目。

动作三:松腕,屈肘,收臂,立柳叶掌于云门穴;目视前下方。

[取穴]云门:在胸前壁的外上方,肩胛骨喙突上方,锁骨下窝凹陷处,距前正中线6寸。

[动作要点]① 出掌时身体正直,瞪眼怒目,同时两掌运用内劲前伸,先轻如推窗,后重如排山;收掌时如海水还潮。② 注意出掌时为荷叶掌,收掌于云门穴时为柳叶掌。③ 收掌时自然吸气,推掌时自然呼气。④ 重复动作二、动作三3~7遍。

[功用]① 通过伸臂推掌、屈臂收掌、展肩扩胸的动作导引,可反复启闭手太阴肺经循行于胸部的腧穴,促进自然

之清气与人体之真气在胸中交汇融合,达到促进全身气血运行的作用。② 可提高胸背部及上肢肌肉力量。

第七式——九鬼拔马刀势

1) 右九鬼拔马刀势

动作一:接上势。躯干右转,同时,右手外旋,掌心向上;左手内旋,掌心向下。随后右手由胸前内收经右腋下后伸,掌心向外;同时,左手由胸前伸至前上方,掌心向外。躯干稍左转;同时,右手经体侧向前上摆至头前上方后屈肘,由后向左绕头半周,掌心掩耳;左手经体左侧下摆至左后,屈肘,手背贴于脊柱,掌心向后,指尖向上;头右转,右手中指按压耳郭,手掌扶按玉枕;目随右手动,定势后视左后方。

动作二:身体右转,展臂扩胸;目视右上方,动作稍停。

动作三:屈膝,同时,上体左转,右臂内收,含胸,左手沿脊柱尽量上推;目视右脚跟,动作稍停。重复动作二、动作三 3 遍。

动作四:直膝,身体转正;右手向上经头顶上方向下至侧平举,同时,左手经体侧向上至侧平举,两掌心向下;目视前下方。

2) 左九鬼拔马刀势:左九鬼拔马刀势与右九鬼拔马刀势动作、次数相同,方向相反。

[取穴] 玉枕:在后头部,当后发际正中直上 2.5 寸,旁开 1.3 寸,平枕外隆凸上缘的凹陷处。

[动作要点] ① 动作对拔拉伸,尽量用力;身体自然弯曲转动,协调一致。② 扩胸展臂时自然吸气,松肩合臂时

自然呼气。③ 两臂内合、上抬时自然呼气,起身展臂时自然吸气。④ 高血压、颈椎病患者和年老体弱者,头部转动的角度应小且轻缓。

[功用]① 通过身体的扭曲、伸展等运动,使全身真气开、合、启、闭,脾胃得到摩动,肾得以强健,并具有疏通玉枕、夹脊等要穴的作用。② 可提高颈肩部、腰背部肌肉力量,有助于改善人体各关节的活动功能。

八段锦

八段锦的“八”字,不是单指段、节和八个动作,而是表示其功法有多种要素,相互制约,相互联系,循环运转。传统八段锦流传于宋朝以前,在明清时期迅速发展,其创编人尚无定论,可以说八段锦是历代养生家和习练者共同创造的知识财富。八段锦的功法动作旨在柔和缓慢,圆活连贯;松紧结合,动静相兼;神与形合,气寓其中。

习练要领:松静自然,准确灵活,练养相兼,循序渐进。

预备势

动作一:两脚并步站立;两臂自然垂于体侧;身体中正,目视前方。

动作二:随着松腰沉髋,身体重心移至右腿;左腿向左侧开步,脚尖朝前,约与肩同宽;目视前方。

动作三:两臂内旋,两掌分别向两侧摆起,约与髋同高,掌心向后;目视前方。

动作四:上动不停。两腿膝关节稍屈;同时,两臂外旋,向前合抱于腹前呈圆弧形,与脐同高,掌心向内,两掌指间距约10厘米;目视前方。

[**动作要点**] ① 头向上顶,下颏微收,舌抵上腭,双唇轻闭;沉肩坠肘,腋下虚掩;胸部宽舒,腹部松沉;收髋敛臀,上体中正。② 呼吸徐缓,气沉丹田,调息6～9次。

[**功用**] 宁静心神,调整呼吸,内安五脏,端正身形。

第三式——调理脾胃须单举

动作一:两腿徐缓挺膝伸直;同时,左掌上托,左臂外旋上穿经前面,随之臂内旋上举至头左上方,肘关节微屈,力达掌根,掌心向上,掌指向右;同时,右掌微上托,随之臂内旋下按至右髋旁,肘关节微屈,力达掌根,掌心向下,掌指向前,动作略停;目视前方。

动作二:松腰沉髋,身体重心缓缓下降;两腿膝关节微屈;同时,左臂屈肘外旋,左掌经面前下落于腹前,掌心向上;右臂外旋,右掌向上捧于腹前,两掌指尖相对,相距约10厘米,掌心向上;目视前方。

动作三、四:同动作一、二,左右相反。

[**动作要点**] ① 本式一左一右为1遍,共做3遍。② 力在掌根,上撑下按,舒胸展体,拔长腰脊。

[**功用**] ① 通过左右上肢一松一紧的上下对拉,对脾胃肝胆均有按摩作用;同时可以刺激循行于腹、胸胁部的足阳明胃经、足太阴脾经、足少阴肾经、任脉及背俞穴,达到调理脾胃、疏理经络的作用。② 可使脊柱各椎间的小关节及附着肌肉得到拉伸,从而增强脊柱的稳定性与活动度。

九宫八卦步

相传公元前 2000 多年大禹治水时,洛河出现一神龟背负九宫图,大禹根据该图像发明了洛书(九宫格)。九宫又与八卦相对应(坎北、离南、震东、兑西;西北乾、西南坤、东南巽、东北艮;中央阴阳鱼),据此又演变出后天八卦图。长习九宫八卦步,能疏通经络,更好地达到天人合一、阴阳平衡。

[准备]用粉笔在地面画出由边长为 60 厘米×60 厘米的小方格组成的九宫格,或者就地取材以家庭室内地面方砖(60 厘米×60 厘米规格)组成一个九宫格,若老年人或儿童迈步太大不方便可以等比例缩小,方格大小以迈步时既不太难又不太易为原则。数字格局按洛书九宫和后天八卦结合后的方位与数字排布,具体是正北方坎一宫,西南方坤二宫,正东方震三宫,东南方巽四宫,中五宫,西北方乾六宫,正西方兑七宫,东北方艮八宫,正南方离九宫(如下图)。初次接触九宫格的朋友会对宫位不熟悉,可用 4 厘米×4 厘

东南方 巽四宫	正南方 离九宫	西南方 坤二宫
正东方 震三宫	中五宫	正西方 兑七宫
东北方 艮八宫	正北方 坎一宫	西北方 乾六宫

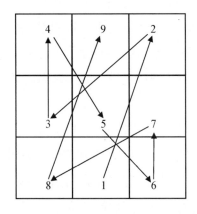

米的卡片九张,每张写上各宫对应的数字,然后放在每个宫里,这样对刚刚接触九宫的人就不会太难了。

[习练方法]习练时由正北方坎一宫开始,立身面向南站于坎一宫,然后一步踏入西南方的坤二宫,双脚落于坤二宫后再一步踏入震三宫,顺序踏至离九宫,这时再由离九宫返回艮八宫,由艮八宫至兑七宫,依次逆返直至正北方的坎一宫,此为一遍,即顺序为 1-2-3-4-5-6-7-8-9-8-7-6-5-4-3-2-1,每次以 15 遍为宜。

[功用]此功法老少皆宜,可快可慢,行走时必然要晃动肩臂、摇动腰肢、不停地左旋右旋、一内一外、一阴一阳、实现了阴阳平衡,活动了颈、肩、肘、腕、胸、腰、臀、膝、踝等所有的椎体与关节,打通了人体各个经络。依据"通则不痛"之理,九宫八卦步可防治多种疾病。

其他外治法

灌肠法

大黄灌肠液

[组成]大黄 20 克,芒硝 10 克。

[用法]大黄加沸水 250 毫升,加盖浸泡 10 分钟,再加入芒硝并搅拌至完全溶解,去渣,取药液 200 毫升。保留灌肠。如无效,间隔 3~4 小时再灌 1 次,切勿连续灌肠 3 次。

[主治]各种原因所致的便秘。

注意:不宜长期使用。

番泻叶灌肠液

[组成] 番泻叶 30 克。

[用法] 番泻叶加水煎煮取药液 250 毫升。保留灌肠。

[主治] 各种原因所致的便秘。

注意：不宜长期使用。

敷脐疗法

热秘贴法

[组成] 皮硝 9 克，皂角末 1.5 克。

[用法] 取皮硝加水溶解，再加皂角末，调和后敷于脐上，用纱布覆盖固定。每天换药 1 次。

冷秘贴法

[组成] 附子 15 克，苦丁香 9 克，制川乌 9 克，白芷 6 克，胡椒 3 克，大蒜 10 克。

[用法] 取上药共研为末，捣成泥做饼敷于脐上，用纱布覆盖固定。每天换药 1 次。

虚秘贴法

[组成] 连须葱头 3 个，生姜 10 克，食盐 3 克，淡豆豉 12 粒。

[用法] 取上药捣成泥，做饼烘热，敷于脐中。药饼冷即再烘再敷，反复进行。每次 5～10 分钟，每天 2～3 次。

第三章
不同体质便秘患者的中医养生指导

便秘患者常见的中医体质类型

体质是由先天遗传和后天获得所形成的,人类个体在形态结构和功能活动方面所固有的、相对稳定的特性,与心理性格具有相关性。"体",指身体,"质"为性质、本质。所谓体质,就是机体因为脏腑、经络、气血、阴阳等的盛衰偏颇而形成的素质特征。人的体质往往决定着机体的自我调节控制能力和对外界环境的适应能力,决定着机体对某些致病因素的易感性及其所产生病变类型的倾向性。便秘的发生和人的体质也有很大关系,在九种体质中,气虚质、阴虚质、气郁质和湿热质人群最易发生便秘。

气虚质

气虚质是由于元气不足,以气息低弱、机体、脏腑功能状态低下为主要特征的一种体质状态。气虚者以肺脾两脏为主,肺与大肠相表里,肺气虚则大肠传导无力,脾气虚则传导失职,故虽有便意,然临厕努挣乏力,便后乏力,大便并不干结。气虚质人群主要有以下几个方面的特征:

[**总体特征**] 元气不足,以疲乏、气短、自汗等气虚表现为主要特征。

[**形体特征**] 肌肉松软不实。

[**常见表现**] 平素语音低弱,气短懒言,容易疲乏,精神不振,易出汗,舌淡红,舌边有齿痕,脉弱。

[**心理特征**] 性格内向,不喜冒险。

[**发病倾向**] 易患感冒、内脏下垂等病;病后康复缓慢。

[**对外界环境适应能力**] 不耐受风邪、寒邪、暑邪、湿邪。

气虚体质是一个人长期"气"不足的状态。反映在脏腑功能的方面,主要是肺脏和脾脏功能较弱。

肺气虚的表现:肺主皮毛,所以肺气虚的人对内外环境的适应能力差。冬天特别怕能,夏天特别怕热;冬天容易冻寒,夏天容易中暑。

脾气虚的表现:吃东西很少,胃口不是很好,吃完以后肚子胀,大便困难不成形。因为脾胃功能弱,所以气血化元不足,从而呈现面色发黄,口唇色淡症状。脾主肌肉,主四肢,脾虚的人肌肉松软无力,四肢无力,乳房下垂,臀部下沉。会经常头晕,基础血压偏低。

阴虚质

阴虚质是指由于体内精、血、津、液等水分亏少，以阴虚内热和干燥等表现为主要特征的体质状态。阴虚，阴不敛阳，则生内热，血虚津亏则肠道失于濡润，故易患便秘，可见大便干结、艰涩难下。阴虚质人群主要有以下几个方面的特征：

[**总体特征**] 阴液亏少，以口燥咽干、手足心热等虚热表现为主要特征。

[**形体特征**] 体形偏瘦。

[**常见表现**] 手足心热，口燥咽干，鼻微干，喜冷饮，大便干燥，舌红少津，脉细数。

[**心理特征**] 性情急躁，外向好动，活泼。

[**发病倾向**] 易患虚劳、失精、不寐等病；感邪易从热化。

[**对外界环境适应能力**] 耐冬不耐夏；不耐受暑、热、燥邪阴虚体质的两种表现。

具体说来，阴虚质主要有以下两方面的表现：

第一种表现：为体内营养物质（阴液）不足，对全身的滋养功能减退而表现出"干燥"的特征。例如，头晕目眩，形体消瘦，头发、皮肤干枯起皱，面色晦暗，或出现较多色素斑，口干，咽喉干燥疼痛，或长期干咳，两目干涩，视力减退较快，腰酸腿软，耳鸣，健忘，尿少，便秘，舌干红、少苔，甚至光滑无苔,或口腔溃疡反复发作等。

第二种表现:出现虚热和机能亢奋的症状。这是由于阴虚体质的新陈代谢过快,耗氧量及产热量增加,人体处于持续亢奋状态所致。例如:劳累后手足心发热,下午或傍晚有低热,面部容易升火,两颧潮红,情绪急躁,精神疲倦但难以入眠,或睡眠中出汗较多,心慌,脉搏细数;男子性欲亢进,或频繁遗精,妇女月经量反而增多等。实验检查提示,典型的阴虚体质的肾上腺皮质机能亢进,免疫功能减退,中年女性雌激素水平偏低,骨密度降低,血黏度偏高等。

气郁质

气郁质是由于长期情志不畅、气机郁滞而形成的以性格内向不稳定、忧郁脆弱、敏感多疑为主要表现的体质状态。情志失和,忧思过度,肝脾之气郁结,导致大肠气机郁滞,通降失常,传导失司,以致糟粕内停,大便秘结,欲便不得。气郁质人群主要有以下几个方面的特征:

[总体特征] 气机郁滞,以神情抑郁、忧虑脆弱等气郁表现为主要特征。

[形体特征] 形体瘦者为多。

[心理特征] 性格内向不稳定、忧郁脆弱、敏感多疑。

[常见表现] 以神情抑郁、情感脆弱为主要表现,平素忧郁寡欢,胸闷不舒,时欲太息,又时常烦躁易怒,易于激动,坐卧不安,舌淡红,苔薄白,脉弦。同时还可伴有胸胁胀

闷疼痛或窜痛；或乳房小腹胀痛，月经不调，痛经；或喉间异物感；或反酸、嗳气、呃逆；或惊悸怔忡，健忘；或食欲减退，睡眠较差。

[发病倾向] 易患郁证、脏燥、不寐、梅核气、惊恐等病证，还常见各类胀痛（如偏头痛、胸痛、肋间神经痛等）、甲状腺疾病、颈部肿块、慢性咽炎、消化系统疾病（各类肝病、慢性胃炎、慢性胆囊炎、慢性结肠炎等）、妇科疾病（月经不调、痛经、子宫肌瘤等）、乳腺增生、更年期综合征以及肿瘤倾向。

[对外界环境适应能力] 对精神刺激适应能力较差；不耐受阴雨天气。

人体之气是人的生命运动的根本和动力。生命活动的维持，必须依靠气。人体的气，除与先天禀赋、后天环境以及饮食营养相关以外，且与肾、脾、胃、肺的生理功能密切相关。所以机体的各种生理活动，实质上都是气在人体内运动的具体体现。《金匮勾玄·六郁》曰："郁者，结聚而不得发越也。"当气不能外达而结聚于内时，便形成"气郁"。中医认为，气郁多由忧郁烦闷、心情不舒畅所致。

气郁日久，疏泄不利，气机郁结，还可导致其他五郁，即湿郁、痰郁、热郁、血郁以及食郁，合称"六郁"。元朝朱丹溪认为六郁之中，气郁为先，气郁一成，诸郁遂生。气郁及血，则为血郁。气为血之帅，气郁不能帅血畅行，是以血郁。气郁不能化湿，则成湿郁。气机郁结，气化不利，或肝郁乘脾，脾运不健，水湿不得运化，停聚而生湿，湿聚发为湿郁。气郁化热,热郁即成。气属阳,其体热,气郁不解,久郁易从热化,所谓"气有余便是火",气郁化火,则成火郁。气郁纳化失常,食滞内停,发为食郁。饮食纳而能化,全赖气的推动,肝气郁结,疏泄不利,逆而犯胃,以致胃气失于和降,纳化失职,纳而不化,饮食积滞,而成食郁。

湿热质

湿热质是指由于湿热内蕴而致的以面垢油光、口苦、苔黄腻等表现为主要特征的体质状态。湿为重浊黏滞之邪,阻滞气机,清阳不升,湿热互结,热因湿阻而难解,湿受热蒸而使阳气更伤。湿邪以重浊、黏滞、趋下为基本特性,湿热蕴结于大肠以致大便黏滞不爽或秘结不下、排便时间延长或欲便而艰涩不畅。湿热质人群主要有以下几个方面的特征:

[总体特征] 湿热内蕴,以面垢油光、口苦、苔黄腻等表现为主要特征。

[形体特征] 形体中等或偏瘦。

[常见表现] 面垢油光,口苦、口中异味,身重困倦,大便黏滞不爽或燥结,小便短黄,男性易阴囊潮湿,女性易带下发黄,舌质偏红,苔黄腻,脉滑数。

[心理特征] 性格多变,易烦恼,容易心烦急躁。

[发病倾向] 易感皮肤、泌尿生殖、肝胆系统一类的疾病,如皮肤湿疹、疮疖、口疮、黄疸等。

[**对外界环境适应能力**]对夏末秋初湿热气候、湿重或气温偏高环境较难适应。

中医学认为湿浊是一种侵害人体的邪气,有内湿和外湿之分。内湿是由于脾功能失调,不能正常运化和输布身体的津液导致"水湿内停"而产生的。外湿则是由于长期生活在潮湿的气候环境中,或者居住的环境太潮湿,或者淋雨涉水感受了湿邪,使湿邪由外侵入人体。感受湿邪日久化热,从而形成湿热体质。导致湿热的因素有很多,先天禀赋遗传因素、饮食过于肥甘厚味、嗜好烟酒、过食生冷、不喜运动、情绪抑郁均可导致湿热内蕴。

气虚质便秘患者的中医养生指导

气虚质便秘患者应以补气养气为总治则,根据气血同源理论,还可适当加用补血药。在饮食调养上,要注意多吃益气健脾的食物,少食具有耗气作用的食物。在生活起居上要避免熬夜或过度劳累;尤其在夏天的中午应适当休息,保持充足睡眠;避免劳动或激烈运动时出汗受风;在精神调摄上要多参加有益的社会活动,多与别人交谈、沟通,培养自己乐观向上的性格。在运动锻炼上可做一些柔缓的运动,如散步、打太极拳、做操等,并持之以恒;不宜做大负荷的运动或出大汗的运动,忌用猛力或做长久憋气的动作。

膳食调养

⟳ 择食原则

补气养气：气虚体质者的养生关键在于补气。补气类食物有补益脾气、肺气、心气等的作用,宜于消除或改善气虚证,以推动胃肠道的运行。凡气虚之人吃具有补气作用的食物,要选性平味甘或甘温之物,忌吃破气耗气之物。补气类食物在使用时,有时易致气机壅滞,出现胸闷、腹胀、食欲不振等现象,可适当配用行气类食物如橘皮、砂仁等同用。

兼顾五脏之虚：因肺主一身之气,肾藏元气,脾胃为"气生化之源"。故脾、胃、肺、肾与气虚质关系最为密切。所以,饮食调养应当重点兼顾到这几个脏腑。比如,常用补脾胃虚证的食物有粳米、荞麦、栗子、白扁豆、山药、南瓜、猴头菇、大枣、野猪肉、乳鸽、鹌鹑、饴糖等。其中野猪肉、鹌鹑(有动物黄芪之称)可补五脏之虚。

注重气血双补：中医认为:"气为血之帅,血为气之母。"所以在补气的同时加入补血的食材,往往会收到更好的效果。常见气血双补的食物有榛子仁、牛肉、驴肉、黄鳝、章鱼、黄豆、花生、鲇鱼、鳜鱼等。

适当加入补气中药材：常与补气类药物配成药膳以增强膳食的补气功能。这部分中药常用的有人参、太子参、西洋参、党参、黄芪、白术、黄精、紫河车等。

少食破气耗气之品：凡气虚之人，忌吃破气耗气、生冷寒凉的食物，以及油腻厚味、辛辣刺激之品。

食材之宜

粮豆类

1）粳米（大米、硬米）

[**性味归经**] 味甘，性平。归脾、胃经。

[**功效**] 补中益气，健脾养胃。

[**食疗作用**] 米饭是补充营养的主食；米汤能够补液填精，是治疗虚症的食疗佳品，但糖尿病患者应注意不宜多食。粳米米糠层的粗纤维分子有助胃肠蠕动，可预防便秘；粳米是人体维生素 B_1 的重要来源，可预防脚气病。

2）籼米

[**性味归经**] 味甘，性温。归肺经、脾经、心经。

[**功效**] 补脾胃，养五脏。

[**食疗作用**] 籼米富含蛋白质、脂肪、核黄素、烟酸、各种矿物质以及少量的碳水化合物等成分。其中，B 族维生素的含量比较可观。其糖分含量低，对预防糖尿病有一定作用。经常食用籼米，还可以预防脚气病，消除口腔炎症和口臭；刺激胃液的分泌，有助于消化，并对脂肪的吸收有促进作用。

[**注意**] 不宜与马肉、蜂蜜同食。热证、湿热证、阴虚证者忌食。

3）糙米（胚芽米、玄米）

[**性味归经**] 味甘，性温。归脾经、胃经。

[**功效**]健脾养胃,补中益气。

[**食疗作用**]糙米中米糠和胚芽部分的维生素 B 和维生素 E,能提高人体免疫功能,促进血液循环,还有助消除沮丧烦躁的情绪,使人充满活力。此外,糙米中钾、镁、锌、铁、锰等微量元素,有利于预防心血管疾病和贫血症。它还保留了大量膳食纤维,可促进肠道有益菌增殖,加速肠道蠕动,软化粪便,预防便秘和肠癌;膳食纤维还能与胆汁中胆固醇结合,促进胆固醇的排出,从而帮助高脂血症患者降低血脂。

4) 马铃薯(洋芋、土豆、山药蛋)

[**性味归经**]味甘,性平。归胃经、大肠经。

[**功效**]益气健脾,调中和胃。

[**食疗作用**]马铃薯含有大量淀粉以及蛋白质、B 族维生素、维生素 C 等,能促进脾胃的消化功能。马铃薯含有大量膳食纤维,能宽肠通便,帮助机体及时排泄代谢毒素,防止便秘,预防肠道疾病的发生。马铃薯含有丰富的维生素及钙、钾等微量元素,且易于消化吸收,营养丰富。马铃薯还具有排钠保钾作用,有利于高血压和肾炎水肿患者的康复。

[**注意**]发芽的马铃薯芽与皮有毒,忌食。

5) 红薯(甘薯、地瓜、番薯)

[**性味归经**]味甘,性平。归脾经、胃经。

[**功效**]补脾胃,益气力,宽肠胃。

[**食疗作用**]红薯含有的纤维素和果胶,不易被消化酵

素破坏,能刺激消化液分泌及肠胃蠕动,从而起到通便作用。另外,它含量丰富的β-胡萝卜素是一种有效的抗氧化剂,有助于清除体内的自由基。还含有大量黏液蛋白,能够防止肝脏和肾脏结缔组织萎缩,提高机体免疫力,预防胶原病发生。

[**注意**] 多食易引起反酸烧心、胃肠道胀气,故有胃溃疡、胃酸过多者慎食。

6) 南瓜

[**性味归经**] 味甘,性温。归脾经、胃经。

[**功效**] 补中益气,消炎止痛,解毒杀虫。

[**食疗作用**] 南瓜所含的果胶可以保护胃肠道黏膜,免受粗糙食品刺激,促进溃疡愈合,适宜于胃病患者;果胶还有很好的吸附性,能黏结和消除体内细菌毒素和其他有害物质,如重金属中的铅、汞和放射性元素,能起到解毒作用。南瓜所含成分能促进胆汁分泌,加强胃肠蠕动,帮助食物消化。南瓜含有丰富的钴,能促进造血功能,并参与人体内维生素 B_{12} 的合成,是人体胰岛细胞所必需的微量元素,对防治糖尿病、降低血糖有特殊的疗效。

蔬菜类

1) 山药(薯蓣)

[**性味归经**] 味甘,性平。归脾经、肺经、肾经。

[**功效**] 补气健脾,养阴益肺,补肾固精。

[**食疗作用**] 山药含有淀粉酶、多酚氧化酶等物质,有利于脾胃的消化吸收功能,是一味平补脾胃的药食两用之

品。山药含有皂苷、黏液质,有润滑、滋润的作用,故可益肺气、养肺阴,还能润肠。山药对肠管运动有双向调节作用,既能助消化、通便,又有健脾止泻的作用。

2)香菇

[**性味归经**]味甘,性平。归胃经、肾经、肝经。

[**功效**]健脾胃,益气血,补肝肾,托痘疹。

[**食疗作用**]香菇是具有高蛋白、低脂肪、多糖、多种氨基酸和多种维生素的菌类食物。香菇含有的香菇多糖能提高机体免疫功能。香菇中含有嘌呤、胆碱、酪氨酸、氧化酶以及某些核酸物质,能起到降血压、降胆固醇、降血脂的作用。香菇还对糖尿病、肺结核、传染性肝炎、神经炎等起治疗作用,又可用于消化不良、便秘等。

[**注意**]属于发物,麻疹和皮肤病、过敏性疾病患者忌食。

肉蛋类

1)牛肉

[**性味归经**]味甘,性平。归脾经、胃经。

[**功效**]补脾胃,益气血,强筋骨。

[**食疗作用**]牛肉含有丰富的蛋白质、氨基酸,能提高机体抗病能力,对生长发育及手术后、病后调养的人在补充失血和修复组织等方面特别适宜。中医食疗认为：牛肉补气,功同黄芪;寒冬食牛肉,有暖胃作用,为寒冬补益佳品。

2)鸡肉

[**性味归经**]味甘,性温。归脾经、胃经。乌鸡归肝经、

肾经。

[**功效**] 补虚暖胃,温中益气,强筋骨,活血调经。乌鸡能温中益气,补肾填精,养血乌发,滋润肌肤。

[**食疗作用**] 鸡肉含丰富蛋白质,其脂肪中含不饱和脂肪酸,故是老年人和心血管疾病患者较好的蛋白质食品。对体质虚弱、病后或产后用鸡肉或鸡汤作补品食用更为适宜。乌鸡是补虚劳、养身体的上好佳品,可以提高生理机能、延缓衰老、强筋健骨。

[**注意**] 实证、热证、疮疡患者和痘疹刚愈者忌食。

3）兔肉

[**性味归经**] 味甘,性凉。归肝经、大肠经。

[**功效**] 补中益气,凉血解毒,清热止渴。

[**食疗作用**] 兔肉是一种高蛋白、低脂肪、低胆固醇的食物,既有营养,又不会令人发胖。兔肉富含卵磷脂,有健脑益智的功效。经常食用可保护血管壁,阻止血栓形成,对高血压、冠心病、糖尿病患者有益处,并增强体质,健美肌肉。

[**注意**] 兔肉性偏寒凉,凡脾胃虚寒所致的呕吐、泄泻者忌用。兔肉不能与鸡心、鸡肝、獭肉、橘、芥、鳖肉同食。

水产类

1）鳜鱼（桂鱼、鳌花鱼）

[**性味归经**] 味甘,性平。归脾经、胃经。

[**功效**] 补气血,益脾胃。

[**食疗作用**] 鳜鱼含有蛋白质、脂肪、少量维生素、钙、钾、镁、硒等营养元素,富含抗氧化成分,肉质细嫩,极易消

化,适宜体质衰弱、虚劳羸瘦、脾胃气虚、饮食不香、营养不良之人食用;老幼、妇女、脾胃虚弱者尤为适合。

[**注意**]吃鱼前后忌喝茶。哮喘、咯血患者不宜食用;寒湿盛者不宜食用。

2)鳝鱼(黄鳝)

[**性味归经**]味甘,性温。归肝经、脾经、肾经。

[**功效**]补中益气,养血固脱,温阳益脾。

[**食疗作用**]鳝鱼富含 DHA 和卵磷脂,能健脑益智。鳝鱼特含降低血糖和调节血糖的"鳝鱼素",且所含脂肪极少,是糖尿病患者的理想食品。鳝鱼含丰富维生素 A,能增进视力,促进皮膜的新陈代谢。

其他

1)大枣

[**性味归经**]味甘,性温。归脾经、胃经。

[**功效**]补益脾胃,养血安神。

[**食疗作用**]大枣所含有的环磷酸腺苷,是人体细胞能量代谢的必需成分,能够增强肌力、消除疲劳、扩张血管、增加心肌收缩力、改善心肌营养,对防治心血管疾病有良好的作用;中医药理论认为,大枣具有补虚益气、养血安神、健脾和胃等作用,红枣对慢性肝炎、肝硬化、贫血、过敏性紫癜等病症有较好疗效。

[**注意**]气滞、湿热者忌食。每日不宜食用过多,一次最好别超过 20 枚,吃得过量会有损消化功能,引发便秘;过多食用还会引起胃酸过多和腹胀。

2）花生

[**性味归经**]味甘,性平。归脾经、肺经。

[**功效**]补中益气,润肺,和胃,补脾。

[**食疗作用**]花生含有维生素 E 和一定量的锌,能增强记忆,抗衰老。花生中的维生素 K 有止血作用。花生果实中的脂肪油和蛋白质有滋补气血、养血通乳的作用。花生油中含有的亚油酸,可降低胆固醇,保护心脑血管。花生富含油脂,还有粗纤维物质,能润肠通便。

3）蜂蜜

[**性味归经**]味甘,性平。归脾经、肺经、大肠经。

[**功效**]补脾缓急,润肺止咳,润肠通便。

[**食疗作用**]蜂蜜能改善血液的成分,促进心脑和血管功能;对肝脏有保护作用,能促使肝细胞再生,对脂肪肝的形成有一定的抑制作用;能迅速补充体力,消除疲劳,增强免疫力;能在口腔内起到杀菌消毒的作用;还可以润肠通便、助眠、治疗烫伤。

食材之忌

凡气虚之人,忌吃破气耗气、生冷寒凉的食物,以及油腻厚味、辛辣刺激之品。如山楂、槟榔、大蒜、萝卜缨(即萝卜叶)、香菜、大头菜、胡椒、紫苏叶、薄荷、荷叶等。此外,感冒时,或身体有发炎症象时,切忌吃补品。身体受凉、受风寒,是要将病邪驱出体外,吃了补品,反将寒气闷在体内,以致形成其他病变。

中药调养

◯ 人参

[**性味归经**] 味甘、微苦,性微温。归心经、肺经、脾经。

[**功效**] 大补元气,补脾益肺,生津止渴,安神益智。

[**用法用量**] 煎服,5～10 克,宜文火另煎对服(即单独煎煮,煎好后再加入其他药汁中,一起服用)。研末吞服,每次 1.5～2 克。

[**使用注意**] 反藜芦;畏五灵脂。

◯ 黄芪

[**性味归经**] 味甘,性微温。归脾经、肺经。

[**功效**] 补气升阳,益卫固表,利水消肿,托疮生肌。

[**用法用量**] 煎服,10～15 克。

◯ 党参

[**性味归经**] 味甘,性平。归脾经、肺经。

[**功效**] 补中益气,生津,养血。

[**用法用量**] 煎服,10～30 克。

[**使用注意**] 气滞、肝火盛者忌用。

◯ 太子参

[**性味归经**] 味甘、微苦,性平。归脾经、肺经。

［**功效**］补气生津。

［**用法用量**］煎服,10～30 克。

○ 白术

［**性味归经**］味苦、甘,性温。归脾、胃经。

［**功效**］补气健脾,燥湿利水,固表止汗,安胎。

［**用法用量**］煎服,10～15 克。燥湿利水宜生用,补气健脾宜炒用。

［**使用注意**］阴虚内热或津液亏耗燥渴者慎用;气滞胀闷者忌用。

○ 山药

［**性味归经**］味甘,性平。归脾经、肺经、肾经。

［**功效**］益气养阴,补脾肺肾,固精止带。

［**用法用量**］煎服,10～30 克。补阴生津宜生用,健脾止泻宜炒用。

［**使用注意**］湿盛中满而有积滞者忌服。

○ 甘草

［**性味归经**］味甘,性平。归心经、肺经、脾经、胃经。

［**功效**］益气补中,清热解毒,祛痰止咳,缓急止痛,调和药性。

［**用法用量**］煎服,3～10 克。清热解毒宜生用,补中缓急宜炙用。

[使用注意] 湿盛胀满、浮肿者忌用。反大戟、芫花、甘遂、海藻。

⊃ 大枣

[性味归经] 味甘,性温。归脾经、胃经。

[功效] 补中益气,养血安神,缓和药性。

[用法用量] 煎服,10～30克。亦可去皮核捣烂为丸服。

[使用注意] 湿盛脘腹胀满、食积、虫积、痰热咳嗽者忌服。

⊃ 蜂蜜

[性味归经] 味甘,性平。归肺经、脾经、大肠经。

[功效] 补中缓急,润燥,解毒。

[用法用量] 煎服或冲服,15～30克。制丸剂、膏剂或栓剂等,随方适量。

[使用注意] 湿阻中满、湿热痰滞、便溏或泄泻者慎用。

⊃ 紫河车

[性味归经] 味甘、咸,性温。归心经、肺经、肾经。

[功效] 温肾补精,益气养血。

[用法用量] 研末或装胶囊吞服,每次1.5～3克,每日2～3次。

药茶药膳调养

药茶

玉屏风茶

[组成]党参 6 克,黄芪 15 克,白术 8 克,防风 6 克。

[用法]将所有材料放入锅中,加 1 000 毫升水以大火加热滚沸后,续煮 10 分钟即可关火趁热饮用。

[功效]针对盗汗症状,以白术、黄芪来改善。白术另有强健脾胃功用,能提振食欲、增强体力。而黄芪则能强心护肝,改善体虚症状,提升免疫力。

灵芝茶

[组成]灵芝 3 克,炒麦芽 5 克。

[用法]灵芝、炒麦芽放入锅中,加 600 毫升水以大火加热滚沸后,再煮 5 分钟即可关火,趁热饮用。

[功效]对于常熬夜火气过大者,能透过灵芝清热解毒,而炒麦芽则有健胃整肠的功效,并缓解便秘现象。

参芪桂枝茶

[组成]人参 6 克,黄芪 15 克,桂枝 4 克。

[用法]将所有材料放入锅中,加 1 000 毫升水以大火加热滚沸,续煮 10 分钟即可趁热饮用。

[功效]人参具大补元气、提升肠胃机能、安神等效用,搭配能改善四肢冰冷、散寒解虚的黄芪与桂枝,来改善体质虚寒者的问题。

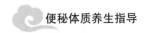

四君子茶

[组成]人参 3 克,白术 3 克,茯苓 3 克,甘草 3 克,绿茶 3 克。

[用法]用前四味的煎煮液 350 毫升泡茶饮用,冲饮至味淡。

[功效]人参甘温益气,健脾养胃;白术健脾燥湿,加强益气助运之力;茯苓健脾渗湿,苓术相配,则健脾祛湿之功益著;炙甘草益气和中,调和诸药。四药配伍,共奏益气健脾之功。

参甘茶

[组成]人参 3 克,甘草 3 克,绿茶 3 克。

[用法]用 200 毫升开水冲泡后饮用,冲泡至味淡。

[功效]大补元气,生津。

山药参术茶

[组成]山药 5 克,党参 3 克,白术 3 克,花茶 3 克。

[用法]用前三味药的煎煮液 350 毫升泡茶饮用,冲饮至味淡。

[功效]健脾益气。

参枣茶

[组成]人参 3 克,大枣 3 枚,红茶 3 克。

[用法]用人参、大枣的煎煮液 300 泡红茶饮用,冲饮至味淡。

[功效]益气养血。

参术当归茶

[组成]白术 9 克,人参、当归、熟地各 6 克,炙甘草 3

克,大枣 3 枚,生姜 2 片。

[**用法**] 白术、人参、当归、熟地、炙甘草捣碎,装入药纱袋或茶包中,再放入生姜、大枣,加沸水冲泡,代茶饮。

[**功效**] 健脾和胃,补气养血,补养五脏。

黄芪茶

[**组成**] 生黄芪 10 克,大枣 3 枚。

[**用法**] 黄芪切成薄片,大枣洗净去核、撕成小块,置入锅中,加水 500 毫升,大火煮沸后,转小火煎煮 20 分钟。

[**功效**] 补气升阳,健脾和胃。

药膳

黄芪山药粥

[**材料**] 黄芪、山药、麦冬、白术各 20 克,糖适量,粳米 50 克。

[**做法**] 先将山药切成小片,与黄芪、麦冬、白术一起泡透后,再加入所有材料,放入砂锅内加水用火煮沸后,再用小火熬成粥。

[**功效**] 益气养阴,健脾养胃,清心安神。

黄芪芝麻糊

[**材料**] 黄芪 5 克,黑芝麻、蜂蜜各 60 克。

[**做法**] 黑芝麻炒香、研末备用。黄芪水煎取汁,调黑芝麻、蜂蜜饮服,每日 1 剂,连续 3～5 天。

[**功效**] 益气养血,润肠通便。

参芪老鸭汤

[**材料**] 老鸭 1 只,黄芪 30 克,沙参 50 克。

[**做法**] 老鸭剁块、飞水。油锅爆炒入料酒,炒出香味,将浸泡好的沙参、黄芪入净布包起,同老鸭一同放进砂锅,以小火微煲,直至酥软,加入调料上桌即可食之。

[**功效**] 益气养阴,补中安脏,清火解热。

山药粥

[**材料**] 山药 30 克,粳米 180 克

[**做法**] 将山药和粳米一起入锅加清水适量煮粥,煮熟即成。可在每日晚饭时食用。

[**功效**] 补中益气,益肺固精。

人参鸡汤

[**材料**] 散养鸡 1 只(约 1 000 克),糯米 50 克,白人参 3 克,黄芪 10 克,甘草 6 克,枸杞 10 克,大枣 3 枚,鲜栗子 15 克,白果 10 克,红皮洋葱 25 克,大蒜 8 克,细葱、生姜、盐、胡椒粉各适量。

[**做法**] 先将糯米提前一夜浸泡。然后将大枣去核,栗子剖半,生姜切片。鸡洗净后,把糯米和栗子仁、大枣放入鸡肚内,用细葱捆好。然后将鸡放入砂锅内,加适量清水用中火煮开后,放入人参、黄芪、甘草、枸杞、生姜、洋葱一起继续用中火炖 1 小时。最后放入盐、胡椒粉调味即可食用。需特别注意的是,在煮之前一定要一次加够足量的水,最忌中途加冷水。一般用 8 碗水煮至 3 碗水左右。

[**功效**] 补气补虚。

什锦麦胚饼

[**材料**] 花生仁 10 克,大枣 10 枚,麦胚粉 100 克,白糖

（或红糖）20克。

[**做法**] 花生仁炒熟，大枣洗净去核，上述两种食物捣碎，将麦胚粉用开水稍烫一下，加入上述原料后，揉合均匀，制成薄饼，烙熟。经常适量食用，对气虚体质者有益处。

[**功效**] 益气养血，润肠通便。

淮山北芪玉米汤

[**材料**] 甜玉米2根，猪展肉400克、干淮山药20克、北黄芪15克。

[**做法**] 北黄芪和淮山药洗净，备用；玉米去衣，洗净切段；猪展肉洗净切块，氽水捞起。将8碗水倒入瓦煲烧开，放入所有材料，武火煮沸，转中小火煲一个半小时，加少许盐调味饮用。

[**功效**] 补脾健胃，补肺益气，生津利水。

山药鲫鱼汤

[**材料**] 鲫鱼500克，山药50克，糯米10克，花生油35克，料酒5克，大葱10克，盐8克，葱花、麻油适量。

[**做法**] 鲫鱼洗净，加少许精盐稍腌一会儿。山药去皮、洗净，切成片。锅内倒入花生油烧热，放入鲫鱼两面煎一下，烹入料酒，加鲜汤、山药煮熟，撒上精盐、葱花，淋上香油即可。

[**功效**] 益气健脾，消润胃阴，利尿消肿，清热解毒。

金沙玉米粥

[**材料**] 玉米粒80克，糯米、红糖各40克。

[**做法**] 将玉米粒和糯米用清水浸泡2个小时，然后将泡好的玉米粒和糯米入锅加清水煮粥，煮熟后加入红糖再

煮 5 分钟即成。可在每日晚饭时食用。

[**功效**] 补气养血,强身健体。

穴位按摩

● 脾俞

[**定位**] 在背部,当第 11 胸椎棘突下,旁开 1.5 寸。

[**取穴要点**] 颈后部正中最突出的骨性标志为第 7 颈椎棘突,向下依次数至第 11 胸椎棘突,肩胛骨内缘至后正中间线为 3 寸。

● 气海

[**定位**] 在下腹部,前正中线上,当脐中下 1.5 寸。

[**取穴要点**] 脐中至耻骨联合上缘为 5 寸。

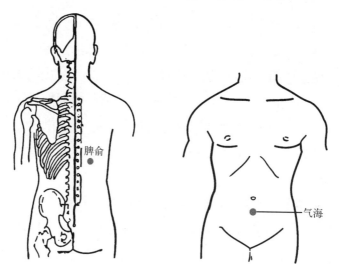

脾俞

气海

阴虚质便秘患者的中医养生指导

膳食调养

择食原则

食宜滋阴：阴虚体质关键在于补阴。阴液充足,可以抑制机能亢奋和"虚热"。用滋补肾阴食物,以滋阴潜阳为法,宜清淡,远肥腻厚味、燥烈之品,可多吃些芝麻、糯米、绿豆、乌贼、龟、鳖、海参、鲍鱼、螃蟹、牛奶、牡蛎、蛤蜊、海蜇、鸭肉、猪皮、豆腐、甘蔗、桃子、银耳、蔬菜、水果等。这些食品性味多甘寒性凉,皆有滋补机体阴气的功效。

少食辛辣、温热食物：阴虚体质不宜多吃温热性食物如羊肉、狗肉等,还要注意少吃葱、姜、蒜、韭、薤、椒等辛辣之品,因为容易伤阴助热。还应戒酒忌烟,因为酒烟伤阴,使内热加重。

适当清热：阴虚体质者也要注重清热,可常食如芹菜、香蕉、西瓜、冬瓜、菊花、板蓝根、苋菜、绿豆芽、黄豆、小米、荞麦等具有清热作用的食物。

注重夏秋时节食养：由于夏热秋燥,而阴虚体质者有着耐寒不耐热燥的特点,因此要注重夏秋季节的饮食选择。夏季气温较高,人体水分流失得多,阴虚体质者更缺水,因此夏季饮食宜以清淡、滋补、去热为主。夏季新鲜蔬果较多,因此阴虚体质的人要多吃蔬菜瓜果,同时饮食应以汤、羹、汁、粥等汤水较多的膳食为主,少吃辣椒、肥肉等食物。

兼顾脏腑:阴虚体质者相应脏腑也出现阴虚表现,所以需采取相应的滋补脏腑方式。肾阴不足的阴虚体质者可采用补肾滋阴法,即选食补肾滋阴的食物或中药,如可用芝麻、黑豆、枸杞、桑葚、牛乳、猪肾等制成枸杞炒腰花、双耳羹、黑豆汤等。胃阴虚的阴虚体质者可采用益胃生津法,选食养胃阴、润肠燥、生津液的食物或中药,如可用梨、甘蔗、荸荠、藕、牛乳、芝麻、蜂蜜、麦冬、石斛等制成汤、羹食用。肺燥热的阴虚体质者可采用润燥生津法,选食润燥生津、滋养肺阴或清燥润肺的食物和中药,如可用梨、甘蔗、柿、枇杷、蜂蜜、冰糖、猪肺、牛乳、麦冬制成蜜饯雪梨、银耳百合羹等。肝阴虚的阴虚体质者可采用滋阴息火法,选食滋养肝阴、平肝息风或滋阴息风的食物和中药,如可用桑葚、黑豆、牡蛎肉、白芍等制成白芍粥、阿胶鸡汤、牡蛎煲等。

以养胃阴为进补:阴虚质人群的进补原则以养胃阴为主。可多吃补气的食物,如菱角、荔枝、葡萄、土豆、山药、鲢鱼、鳝鱼等。特别推荐补虚证很好的山药,平和的它同时也是很好的养生食物。山药、扁豆、大枣都是补气的好食材,用来熬粥最适合冬天食用。此外还可以用党参、黄芪、枸杞混在一起泡茶喝,如果喝不惯药茶,可以将上述药材辅以乌鸡或乳鸽炖汤喝。

⊙ 食材之宜

粮豆类

1）小麦

[**性味归经**] 味甘,性凉。归心经、脾经、肾经。

[**功效**] 养心安神,除烦。

[**食疗作用**] 小麦富含淀粉、蛋白质、脂肪、矿物质、钙、铁、硫胺素、核黄素、烟酸及维生素 A 等。此外,小麦胚芽里还富含食物纤维和维生素 E,少量的精氨酸、淀粉酶、谷甾醇、卵磷脂和蛋白分解酶。

[**注意**] 糖尿病患者不适宜食用。

蔬菜类

1）番茄(西红柿)

[**性味归经**] 味甘酸,性微寒。归肝经、肺经、胃经。

[**功效**] 清热解毒,凉血平肝,生津止渴。

[**食疗作用**] 番茄具有止血、降压、利尿、健胃消食、生津止渴、清热解毒、凉血平肝的功效。番茄含有丰富的胡萝卜素、维生素 C 和 B 族维生素。番茄所含的“番茄素”,有抑制细菌的作用。番茄中维生素 A、维生素 C 的比例合适,常吃可增强小血管功能,预防血管老化。

[**注意**] 番茄红素和胡萝卜素都是脂溶性的,生吃吸收率低,和蛋炒或者做汤吸收率较高。胃寒者不宜生吃。

2）莴笋

[**性味归经**] 味甘,性凉。归胃经、大肠经。

[**功效**] 利五脏,通经脉,清胃热,清热利尿。

[**食疗作用**]莴苣味道清新且略带苦味,可刺激消化酶分泌,增进食欲,有开通疏利、消积下气的作用。莴苣含有大量植物纤维素,能促进肠壁蠕动,通利消化道,帮助大便排泄,可用于治疗各种便秘。

[**注意**]吃莴笋时,最好洗净后生拌吃,以避免营养成分流失;如果确需煮或炒,最好少煮、少炒。多动症儿童,患眼病、痛风者及脾胃虚寒、腹泻便溏之人不宜食用。

3)菜花(花菜、花椰菜)

[**性味归经**]味甘,性凉。归胃经、肝经、肺经。

[**功效**]助消化,增食欲,生津止渴。

[**食疗作用**]菜花的营养比一般蔬菜丰富,含有蛋白质、脂肪、碳水化合物、食物纤维、维生素(A、B、C、E、P、U)和钙、磷、铁等矿物质。其维生素 C 较多,是大白菜的 4 倍,番茄的 8 倍,芹菜的 15 倍,能提高人体免疫力,促进肝脏解毒功能。

4)藕(莲藕、藕节)

[**性味归经**]味甘,性凉,熟品性温。归心经、脾经、胃经。

[**功效**]主补中焦,养神,益气力。生用清热生津,凉血止血,散瘀血;熟用补益脾胃,通便止泻,益血,生肌。

[**食疗作用**]莲藕中含有黏液蛋白和膳食纤维,能与人体内胆酸盐、食物中的胆固醇及甘油三酯结合,使其从粪便中排出,从而减少脂类的吸收。莲藕散发出一种独特清香,还含有鞣质,有一定健脾止泻作用,能增进食欲,促进消化,

开胃健中,有益于胃纳不佳、食欲不振者恢复健康。

5)菠菜

[**性味归经**]味甘,性凉。归胃经、大肠经。

[**功效**]养血止血,敛阴润燥。

[**食疗作用**]菠菜含有大量的植物粗纤维,具有促进肠道蠕动的作用,利于排便,且能促进胰腺分泌,帮助消化。菠菜中所含的胡萝卜素,在人体内转变成维生素 A,能维护正常视力和上皮细胞的健康,增加预防传染病的能力。

[**注意**]患有尿路结石、肠胃虚寒、大便溏薄、脾胃虚弱、肾功能虚弱、肾炎和肾结石等病症者不宜多食或忌食。

6)白萝卜

[**性味归经**]味甘、辛,性凉。归肝经、胃经、肺经、大肠经。

[**功效**]清热生津,凉血止血,下气宽中,消食化滞,开胃健脾,顺气化痰。

[**食疗作用**]白萝卜含芥子油、淀粉酶和粗纤维,具有促进消化,增强食欲,加快胃肠蠕动和止咳化痰的作用。萝卜含丰富的维生素 C 和微量元素锌,有助于增强机体的免疫力。萝卜中含有丰富的维生素 A、维生素 C 等各种维生素,能抗氧化,可以预防老化及动脉硬化等。

[**注意**]脾胃虚寒、体质虚弱者慎食。

肉蛋类

1)猪肉皮

[**性味归经**]味甘、咸,性平,归胃经。

[**功效**] 润肌肤,助发育,止血,抗老防癌。

[**食疗作用**] 猪肉有滋阴和润燥的作用,猪皮效果更好。猪皮中含有大量的胶原蛋白,能滋养肌肤,延缓皮肤衰老。猪皮能滋阴补虚、养血益气,适宜阴虚之人心烦、咽痛、下利者食用;适宜妇女血枯、月经不调者食用;也适宜血友病出血者食用。

[**注意**] 外感咽痛、寒下利者忌食;患有肝脏疾病、动脉硬化、高血压病的患者应少食或不食。

2)鸡蛋

[**性味归经**] 味甘,性平,归脾经、肾经、胃经、大肠经。

[**功效**] 益精补气,润肺利咽,滋阳润燥,养血。

[**食疗作用**] 鸡蛋几乎含有人体所有需要的营养物质,鸡蛋蛋白质中的氨基酸比例很适合人体生理需要,易被机体吸收,利用率高达98%以上,营养价值很高,是人类常食用的食物之一。鸡蛋黄中的卵磷脂、甘油三酯、胆固醇和卵黄素,能健脑益智。

水产类

1)甲鱼(鳖)

[**性味归经**] 味甘,性平。归肝经。

[**功效**] 滋阴凉血,补益调中,补肾健骨,散结消痞。

[**食疗作用**] 甲鱼肉不但味道鲜美、高蛋白、低脂肪,而且是含有多种维生素和微量元素的滋补珍品,能够增强身体的抗病能力及调节人体的内分泌功能,也是提高母乳质量、增强婴儿免疫力及智力的滋补佳品。适宜身体虚弱者

食用。

[**注意**]肝病患者忌食;孕妇及产后腹泻者不宜食用。甲鱼蛋白质含量高,其裙边还含有动物胶质,不容易消化吸收,故一次不宜吃得太多。

2)海参

[**性味归经**]味甘咸,性温。归肺经、肾经、大肠经。

[**功效**]滋阴补肾,壮阳益精,养血润燥。

[**食疗作用**]海参是典型的高蛋白、低脂肪、低胆固醇食物,对高血压、冠心病、肝炎等患者及老年人堪称食疗佳品。海参含有硫酸软骨素,能增强机体的免疫力。海参微量元素钒的含量居各种食物之首,可以增强造血功能,对再生障碍性贫血、糖尿病、胃溃疡等均有良效。

[**注意**]脾虚不运、外邪未尽者忌食。

3)干贝(瑶柱)

[**性味归经**]味甘、咸,性平。归脾经、肾经。

[**功效**]滋阴补肾,调中消食。主消渴,小便频数,宿食停滞。

[**食疗作用**]干贝富含蛋白质、碳水化合物、核黄素和钙、磷、铁等多种营养成分。常食有助于降血压、降胆固醇,补益健身。据记载,干贝还具有抗癌、软化血管、防止动脉硬化等功效。

[**注意**]痛风患者不宜食用。干贝与香肠不能同食,干贝含有丰富的胺类物质,香肠含有亚硝酸盐,两种食物同时吃会结合成亚硝胺,对人体有害。

4）龟肉

[**性味归经**] 味甘咸,性平。归肝经、肺经、肾经。

[**功效**] 滋阴补血,补肾益精,养血。

[**食疗作用**] 龟肉尤其是龟背的裙边部分,富含胶原蛋白,有很好的滋阴效果。因龟肉有含蛋白质高、含脂肪低的特点,所以非常适合老年人滋补之用。

水果类

1）苹果

[**性味归经**] 味甘、酸,性凉。归脾经、肺经。

[**功效**] 健脾补气益胃,生津润燥,除烦解暑,开胃,醒酒。

[**食疗作用**] 苹果中的果胶和微量元素铬能保持血糖的稳定,还能有效地降低胆固醇。苹果中含有的磷和铁等元素,易被肠壁吸收,有补脑养血、宁神安眠作用。苹果富含锌,能增进记忆、提高人体免疫力。苹果含钾量高,能与人体过剩的钠盐结合,使之排出体外,有利于平衡体内电解质。苹果能双向调节腹泻和便秘,含有大量的粗纤维,可促进肠胃蠕动,协助人体顺利排出废物。

[**注意**] 苹果不可与胡萝卜同食,易产生诱发甲状腺肿的物质。苹果不宜和牛奶同食,苹果中的果酸与牛奶中的蛋白质反应会生成钙沉淀,引起结石。

2）梨

[**性味归经**] 味甘、微酸,性凉。归肺经、胃经。

[**功效**] 生津,润燥,清热,化痰,解酒。

[**食疗作用**] 梨富含蛋白质、脂肪、碳水化合物及多种维生素。梨可改善呼吸系统和肺功能,具有清肺养肺的作用。梨中富含的膳食纤维,可降低人体胆固醇含量,有助减肥。梨中含有丰富的 B 族维生素,能保护心脏,缓解疲劳,增强心肌活力。梨中的果胶含量很高,有助于消化,通利大便。

[**注意**] 梨不应与螃蟹同吃,以防引起腹泻。脾胃虚寒而致的大便稀薄和外感风寒而致的咳嗽痰白者忌用。妇女产后、小儿痘后忌用。梨含果酸较多,胃酸多者不可多食,亦不宜与碱性药物同用,如氨茶碱、小苏打等。梨含有糖量高,糖尿病患者应慎食。

3) 桑葚

[**性味归经**] 味甘,性寒。归肝经、肾经。

[**功效**] 滋阴补血,生津,润肠。

[**食疗作用**] 桑葚中含有脂肪酸,主要由亚油酸、硬脂酸及油酸组成,能分解脂肪,降低血脂,防止血管硬化。桑葚中含有鞣酸、脂肪酸、苹果酸等营养物质,能帮助脂肪、蛋白质及淀粉的消化,故有健脾胃、助消化的功效。桑葚入胃能补充胃液的缺乏,促进胃液的消化功能,入肠能刺激胃黏膜,促进肠液分泌,增进胃肠蠕动。

其他

1) 银耳(白木耳)

[**性味归经**] 味甘,性平。归肺经、胃经。

[**功效**] 滋阴润肺,养胃生津。

[**食疗作用**]银耳含有蛋白质、脂肪和多种氨基酸、矿物质及肝糖,营养价值很高,具有扶正强壮的作用,是一种高级滋养补品。银耳中的膳食纤维可助胃肠蠕动,减少脂肪吸收;银耳吸水后体积膨大 10 倍,具有很好的通便作用。

2)芝麻

[**性味归经**]味甘,性平。归肝经、肾经、大肠经。

[**功效**]补肝肾,益精血,润肠燥。

[**食疗作用**]芝麻含有大量的脂肪和蛋白质,其中主要为油酸、亚油酸、棕榈酸、花生酸等的甘油酯,能润肠通便,其中,亚油酸还有调节胆固醇的作用。芝麻中含有丰富的维生素 E,能防止过氧化脂质对皮肤的危害,芝麻还具有养血的功效,可令皮肤细腻光滑、红润光泽。

3)牛奶

[**性味归经**]味甘,性平、微寒。归心经、肺经、胃经。

[**功效**]补虚损,益肺胃,生津润肠。

[**食疗作用**]牛奶中含有几乎人体所需的各种营养素,且营养均衡,其必需氨基酸组成非常接近人体氨基酸模式,同时富含维生素 A、维生素 B_1、维生素 B_2、维生素 D,营养价值高且易于消化吸收。常喝牛奶能预防动脉硬化、减缓骨质流失,润泽肌肤、助眠等。

[**注意**]经常接触铅的人不宜饮用牛奶,因牛奶中的乳糖可促使铅在人体内吸收积蓄,容易引起铅中毒。乳糖不耐者及牛奶过敏者慎食。

4）百合

[**性味归经**] 味甘、微苦,性微寒。归心经、肺经。

[**功效**] 养阴润肺止咳,清心安神。

[**食疗作用**] 百合除含有蛋白质、脂肪、还原糖及钙、磷、铁、B 族维生素、维生素 C 等营养素外,还含有一些特殊的营养成分,如秋水仙碱等多种生物碱,这些成分综合作用于人体,不仅具有良好的营养滋补之功,对病后虚弱的人非常有益,而且还对秋季气候干燥而引起的多种季节性疾病有一定的防治作用。

5）燕窝

[**性味归经**] 味甘,性平。归肺经、胃经、肾经。

[**功效**] 养阴润燥,益气补中,养颜。

[**食疗作用**] 燕窝中所含有的表皮生长因子和燕窝的水溶性物质可直接刺激细胞分裂、再生、组织重建,使得燕窝对人体的滋补、复原起着很大的作用。燕窝含有大量的黏蛋白、糖蛋白、钙、磷等多种天然营养成分,有润肺燥、滋肾阴、补虚损的功效,能增强人体对疾病的抵抗力,为清补佳品。

食材之忌

凡阴虚体质者应忌吃或少吃狗肉、羊肉、雀肉、海马、海龙、獐肉、锅巴、炒花生、炒黄豆、炒瓜子、爆米花、荔枝、龙眼肉、佛手柑、杨梅、大蒜、韭菜、芥菜、辣椒、薤白、胡椒、砂仁、荜拨、草豆蔻、花椒、肉桂、白豆蔻、大茴香、小茴香、丁香、薄荷、白酒、香烟、红参、肉苁蓉、锁阳等。

中药调养

西洋参

[**性味归经**] 味苦、微甘,性寒。归心经、肺经、胃经。

[**功效**] 补气养阴,清火生津。

[**用法用量**] 另煎对服,3～6克。

[**使用注意**] 中阳衰微,胃有寒湿者忌服。

阿胶

[**性味归经**] 味甘,性平。归肺经、肝经、肾经。

[**功效**] 补血,止血,滋阴润燥。

[**用法用量**] 入汤剂,5～15克,烊化兑服。

[**使用注意**] 胃弱便溏者忌服。

生地黄

[**性味归经**] 味甘、苦,性寒。归心经、肝经、肾经。

[**功效**] 清热凉血,养阴生津。

[**用法用量**] 煎服,10～30克。鲜品用量加倍,或可捣汁入药。鲜品养阴力弱,清热凉血生津力强。

[**使用注意**] 脾虚大便溏薄者不宜用。

熟地黄

[**性味归经**] 味甘,性微温。归肝经、肾经。

[**功效**]补血滋阴,益精填髓。

[**用法用量**]煎服,10～30 克。

[**使用注意**]脾胃虚弱,中满痰盛及食少便溏者慎用。

玄参

[**性味归经**]味甘、苦、咸,性寒。归肺经、胃经、肾经。

[**功效**]滋阴降火,生津润燥。

[**用法用量**]煎服,3～15 克。

[**使用注意**]反藜芦。

北沙参

[**性味归经**]味甘、微苦,性微寒。归肺经、胃经。

[**功效**]养阴清肺,益胃生津。

[**用法用量**]煎服,10～15 克,鲜品 15～30 克。

[**使用注意**]感受风寒而致咳嗽及肺胃虚寒者忌服;反藜芦。

南沙参

[**性味归经**]味甘,性微寒。归肺经、胃经。

[**功效**]养阴清肺,祛痰,益气生津。

[**用法用量**]煎服,10～15 克。

[**使用注意**]风寒咳嗽、寒饮喘咳及脾胃虚寒者均慎用;反藜芦。

◯ 麦冬

[**性味归经**] 味甘、微苦,性微寒。归心经、肺经、胃经。

[**功效**] 养阴润肺,益胃生津,清心除烦。

[**用法用量**] 煎服,10～15 克。

[**使用注意**] 外感风寒或痰饮湿浊的咳嗽者,以及脾胃虚寒泄泻者均忌服。

◯ 天冬

[**性味归经**] 味甘、苦,性寒。归肺经、肾经。

[**功效**] 养阴润燥,清火,生津。

[**用法用量**] 煎服,10～15 克。

[**使用注意**] 脾胃虚寒、食少便溏及外感风寒咳嗽者忌服。

◯ 石斛

[**性味归经**] 味甘,性微寒。归胃经、肾经。

[**功效**] 养阴清热,益胃生津。

[**用法用量**] 煎服,10～15 克;鲜用 15～30 克。

[**使用注意**] 温热病不宜早用;湿热尚未化燥者忌服。

◯ 玉竹

[**性味归经**] 味甘,性微寒。归肺经、胃经。

[**功效**] 养阴润燥,生津止渴。

[**用法用量**] 煎服,10～15 克。

[**使用注意**]脾虚而有湿痰者忌服。

黄精

[**性味归经**]味甘,性平。归脾经、肺经、肾经。

[**功效**]滋肾润肺,补脾益气。

[**用法用量**]煎服,10～30克。

[**使用注意**]脾虚有湿、咳嗽痰多及中寒便溏者忌服。

桑葚

[**性味归经**]味甘,性寒。归肝经、肾经。

[**功效**]滋阴补血,生津,润肠。

[**用法用量**]煎服,10～30克。桑葚膏15～30克,温开水冲服。亦可生食或浸酒。

[**使用注意**]脾胃虚寒,大便溏泄者忌服。小儿多食可引起出血性肠炎,宜慎服。

银耳

[**性味归经**]味甘,性平。归肺经、胃经。

[**功效**]滋阴润肺,养胃生津。

[**用法用量**]熬汤服,3～10克。

[**使用注意**]外感风寒咳嗽,湿阻痰滞而中满者,均不宜用。变质银耳切忌食用,以免发生中毒反应。

黑芝麻

[**性味归经**]味甘,性平。归肝经、肾经、大肠经。

［**功效**］补肝肾,益精血,润肠燥。

［**用法用量**］煎服,10～30 克。或炒熟入丸、膏剂。

［**使用注意**］大便溏泻者忌服。

药茶药膳调养

药茶

玄参地黄茶

［**组成**］玄参、生地黄各 15 克,生大黄、番泻叶各 5 克。

［**用法**］上药用沸水冲泡后,代茶频饮,每日 1 剂。

［**功效**］滋阴润燥通便。生地黄、玄参可以滋阴润燥;生大黄和番泻叶有泻积热、润肠燥的功效。适用于热盛内伤、津枯便秘。

当归首乌茶

［**组成**］当归 10 克,生地黄 15 克,生首乌 10 克,蜂蜜适量。

［**用法**］前三味加水煎煮,取煎煮液,加入蜂蜜调味,代茶频饮,每日 1 剂。

［**功效**］滋阴养血,润燥通便。生地黄养阴生津,当归、何首乌可补血润燥、通便,蜂蜜调味,能润肠通便。适用于血虚肠燥便秘。

生地茶

［**组成**］生地黄 10 克,绿茶 3 克。

［**用法**］用生地黄的煎煮液 300 毫升泡茶饮用,冲饮至

味淡。

[**功效**]养阴生津。适用于阴虚发热、盗汗、口烦渴,月经不调,胎动不安,阴枯便秘,风湿性关节炎,传染性肝炎,湿疹、荨麻疹、神经性皮炎等皮肤病。

冰糖银耳茶

[**组成**]银耳 20 克,茶叶 5 克,冰糖 20 克。

[**用法**]先将银耳洗净,加水与冰糖(勿用绵白糖)炖熟;再将茶叶泡 5 分钟,取汁和入银耳汤,搅拌均匀服用。

[**功效**]银耳配冰糖可助滋养润肺、止咳化痰之力,兼有通便作用;配茶叶取其消痰火于利湿之中,兼有消炎之功效。有滋阴降火,润肺止咳,润肠通便的功效。

生地二冬茶

[**组成**]生地黄 5 克,麦冬 3 克,天冬 3 克,绿茶 3 克。

[**用法**]上药用 250 毫升开水冲泡后饮用,冲饮至味淡。

[**功效**]清热生津,滋阴润燥。

桑葚茶

[**组成**]桑葚干 40 克,冰糖适量。

[**用法**]将桑葚干用温水清洗 1~2 遍,以去掉泥沙;然后将桑葚干、冰糖用开水冲泡 15 分钟,即可。

[**功效**]桑葚有补血滋阴、生津止渴、润肠燥的功效,符合"秋冬养阴"的养生原则。

决明菊花山楂茶

[**组成**]决明子(略捣碎) 10 克,菊花 5 克,山楂 15 克。

[**用法**]上药以沸水冲泡,加盖焖约 30 分钟即可。

[**功效**] 清肝明目,滋养胃阴,润肠通便。

三味白珍茶

[**组成**] 白蜜 20 毫升,干品百合 10 克(或鲜品 30 克),杭白菊 5～6 朵。

[**用法**] 干品百合泡发洗净(鲜品直接掰散洗净即可),入锅加水 600 毫升,大火烧开,转用小火煎煮 15 分钟;连百合一起倒入置有杭白菊的茶壶中,加盖焖置 5 分钟后,加入蜂蜜即可饮用。

[**功效**] 生津止渴,滋阴润燥,清热安神。

玄参茶

[**组成**] 玄参 10 克,绿茶 3 克。

[**用法**] 上药用 300 毫升开水冲泡后饮用,可加冰糖或蜂蜜调味。

[**功效**] 滋阴降火,生津润燥。

药膳

当归熟地麻仁粥

[**材料**] 熟地黄 30 克,当归 20 克,火麻仁 15 克,粳米 40 克。

[**做法**] 当归、熟地洗净切细,加水 600 毫升浸泡 10 分钟,水煎取汁,再加入捣碎的火麻仁、粳米煮粥。

[**功效**] 补血滋阴,润肠通便。

蜂蜜蒸百合

[**材料**] 百合 120 克,蜂蜜 30 克。

[**做法**]将百合、蜂蜜拌均匀,蒸至熟软。时含数片,咽津,嚼食。适用于肺热烦闷或燥热咳嗽、咽喉干痛等症。

[**功效**]补肺润燥,养阴清热。

秋梨燕窝

[**材料**]秋白梨 2 个,燕窝 5 克,冰糖 10 克。

[**做法**]秋白梨切掉柄端,挖出核,将燕窝、冰糖同放于梨中,用柄盖好,以竹签插定,略加水蒸熟,每日早晨食用。

[**功效**]燕窝滋阴润肺,白梨、冰糖润燥化痰。适用阴虚体质偏于肺阴虚的。

燕窝蒸银耳

[**材料**]燕窝、银耳各 5 克。

[**做法**]燕窝入水浸透,择洗干净;银耳入水泡发后,去蒂、撕成小朵。同放碗内注入温水,加盖隔水蒸透。

[**功效**]滋阴润肺。燕窝性平、味甘,能润肺益气,自古为进补极品。《本草逢原》称其"能使金水相生,肾气上滋于肺,而胃气亦得以安,食品之中最良者"。以其配滋阴润肺的甘平银耳蒸食,主补气虚体质兼养阴,适用于肺虚气短、咳嗽痰喘、体虚神疲者。

百合生梨饮

[**材料**]百合 30 克,生梨 1 只,冰糖 30 克。

[**做法**]生梨切成片与百合加水共煎,放入冰糖溶化,即可食用。每日 1 剂,不拘时随时饮用。

[**功效**]滋阴润燥,养心安神。

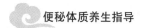

沙参老鸭汤

[**材料**]老鸭1只,沙参50克。

[**做法**]老鸭剁块,飞水,油锅爆炒入料酒,炒出香味,将浸泡好的沙参入净布包起,放入砂锅内同老鸭一同小火微煲,直至酥软,加入调料上桌即可食用。

[**功效**]益气养阴,补中安脏,清火解热。

沙参山药粥

[**材料**]沙参、山药各20克,糖或蜂蜜适量,粳米50克。

[**做法**]先将山药切成小片,与沙参一起泡透后,再加粳米放入砂锅内加水用火煮沸后,再用小火熬成粥,最后加入糖或蜂蜜调味即可。

[**功效**]益气养阴,健脾养胃。

番茄猪皮汤

[**材料**]番茄150克,猪皮100克,葱、香油、食盐各适量。

[**做法**]将原料洗净切好后,先将猪皮加水熬汤,待汤泛白后,加入番茄稍煮片刻,将起锅时放入调料调味即可。

[**功效**]滋阴养血。

淡菜薏米墨鱼汤

[**材料**]淡菜60克,干墨鱼100克,薏米30克,枸杞15克,猪瘦肉100克。

[**做法**]将墨鱼浸软、洗净,连其内壳切成4～5段;淡菜浸软,洗净;猪瘦肉洗净,切块。把三者一齐入砂锅,加清水适量,大火煮沸后,文火煮3小时,最后调味即可。

[**功效**]滋阴补肾。

穴位按摩

◎ 三阴交

[**定位**] 在小腿内侧,当足内踝尖上 3 寸,胫骨内侧缘后方。

[**取穴要点**] 胫骨内侧髁至内踝尖为 13 寸。

◎ 阴陵泉

[**定位**] 在小腿内侧,当胫骨内侧髁后下方凹陷处。

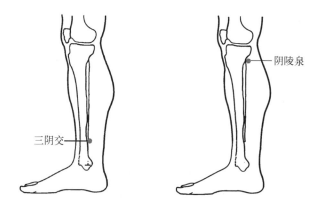

阴陵泉

三阴交

气郁质便秘患者的中医养生指导

膳食调养

◎ 择食原则

注重疏通气机、调畅情绪:气郁质者以气机不畅为特征,气郁在先、郁滞为本,故疏通气机、调畅情绪为总体调养原则,饮食方面可以多吃些具有理气解郁、调理脾胃功能的食物,如小麦、荞麦、豆豉、刀豆、萝卜、佛手、香橼、茴香、黄花菜、海带、海藻、葱、姜、蒜、九层塔、紫苏、薄荷、橙、柑橘、柚子、金橘、玫瑰花、茉莉花、山楂等。

适当健脾养心安神:气机郁滞,肝郁不舒,影响及脾,脾失健运;气郁日久,可导致气血失调;故气郁兼有心脾两虚者除了疏肝解郁,调畅气机之外,还应加强饮食调补,健脾养心安神,可多吃些小麦、小米、红枣、百合、莲子、牡蛎肉、龙眼肉。

气郁化火者可适当清热:气郁化火,耗伤营血,易生内热,故气郁兼有内热者还可选用一些食性凉平和容易消化而富有营养之品,不过注意不能太过寒凉,如麦片、粳米、玉米、白薯、黄豆、冬瓜、丝瓜、芥菜、胡萝卜、莲藕、煮花生、莴苣、生菜、木耳、油菜、大白菜、豆腐、豌豆、柑橙、金针菜、梨、马铃薯、黑芝麻、赤小豆等。

可少量饮酒,以活血通络,提高情绪。

忌辛辣刺激、收敛酸涩、肥甘厚腻、冰冻 寒凉之品。

食材之宜

粮豆类

1)荞麦

[性味归经] 味甘,性平、微寒。归脾经、胃经、大肠经。

［**功效**］开胃宽肠，下气消积。

［**食疗作用**］荞麦含有丰富的赖氨酸成分，铁、锰、锌等微量元素比一般谷物丰富，而且含有丰富膳食纤维，具有很好的营养保健作用。

蔬菜类

1）黄花菜（金针菜、萱草）

［**性味归经**］味甘，性平。归肝经、脾经、肾经。

［**功效**］养血平肝，利尿消肿，补虚下奶。

［**食疗作用**］黄花菜含有丰富的卵磷脂，能增强和改善大脑功能、抗衰老。黄花菜能显著降低血清胆固醇的含量，有利于高血压患者的康复。黄花菜中还含有效成分能抑制癌细胞的生长，丰富的粗纤维能促进大便的排泄，因此可作为防治肠道癌瘤的食品。黄花菜有安神的作用，能治疗神经衰弱，心烦不眠。哺乳期妇女乳汁分泌不足者食之，可起到通乳下奶的作用。

2）芹菜

［**性味归经**］味甘，性凉。归肝经、肺经、胃经。

［**功效**］清热除烦，平肝，祛风利湿。

［**食疗作用**］芹菜叶茎中含有芹菜苷、佛手苷内酯和挥发油，具有降血压、降血脂、防治动脉粥样硬化的作用。芹菜含有利尿有效成分，消除体内水钠潴留，利尿消肿。芹菜中含有丰富的挥发性芳香油，既能增进食欲、促进血液循环，还能醒脑提神。芹菜含铁量较高，能养血补虚。芹菜是高纤维食物，可刺激胃肠蠕动，利于排便。

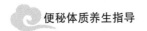

3) 香菜(芫荽)

[**性味归经**] 味辛,性温。归肺经、胃经。

[**功效**] 发汗透疹,消食下气,醒脾和中。

[**食疗作用**] 香菜中含有许多挥发油,能祛除肉类的腥膻味,还能刺激汗腺分泌,促使机体发汗,透疹。香菜辛香升散,能开胃醒脾、促进胃肠蠕动,还能缓解胸膈满闷。

4) 刀豆

[**性味归经**] 味甘,性温。归胃经、肾经。

[**功效**] 温中下气,利肠胃,止呃逆,益肾补元。

[**食疗作用**] 刀豆含有尿毒酶,能抗血栓,预防心脑血管疾病。刀豆对人体有镇静作用,可以使神志清晰,精力充沛。刀豆能促进人体内多种酶的活性,从而增强抗体免疫力。刀豆具有温中下气、止呕逆、益肾的功效,可以有效治疗病后及虚寒性呃逆、呕吐、腹胀以及肾虚所致的腰痛等病症。

肉蛋类

1) 驴肉

[**性味归经**] 味甘酸,性平。归心经、肝经。

[**功效**] 补血益气,熄风安神,滋肾养肝。

[**食疗作用**] 驴肉具有"两高两低"的特点:高蛋白,低脂肪;高氨基酸,低胆固醇。其含有高级不饱和脂肪酸,尤其是亚油酸、亚麻酸,对动脉硬化、冠心病、高血压患者有良好的保健作用。另外还含有动物胶、骨胶原和钙等成分,能为老人、儿童、体弱者和病后调养的人提供良好的营养

补充。

水产类

1）牡蛎肉（生蚝）

[**性味归经**] 味甘、咸，性平。归肝经、肾经。

[**功效**] 滋阴养血，镇惊安神。

[**食疗作用**] 牡蛎被称作"海里的牛奶"，富含蛋白质、肝糖原、维生素与矿物质，含有 18 种以上的氨基酸，能提高免疫力、抗衰老。肝糖原还能提高肝功能，消除疲劳，增强体力。牡蛎所含有的牛磺酸可以促进胆汁分泌，促进分解肝脏中的胆固醇，提高肝脏的解毒功能，降低胆固醇，从而预防心脑血管疾病。牡蛎含有大量精氨酸、与微量元素亚铅，能提高性功能，同时能促进皮肤的新陈代谢，润泽肌肤。

[**注意**] 脾胃虚寒者不宜食用。

2）海带

[**性味归经**] 味咸，性寒。归肝经、肺经、肾经、胃经。

[**功效**] 软坚化痰，利水泄热。能消瘿瘤结核，痰郁者可多食用。

[**食疗作用**] 海带中含有大量的碘，是甲状腺机能低下者的最佳食品。海带中的优质蛋白质和不饱和脂肪酸，对心脏病、糖尿病、高血压有一定的防治作用。海带中含有大量的甘露醇，能利尿消肿；甘露醇与碘、钾、烟酸等协同作用，对防治动脉硬化、高血压、慢性气管炎、慢性肝炎、贫血、水肿等疾病，都有较好的效果。海带含有大量的膳食纤维，

有助于通便排毒,同时可以增加饱腹感,且海带脂肪含量非常低,热量小,是肥胖者的减肥佳品。

水果类

1)橙

[**性味归经**]味酸、甘,性凉。归肺经。

[**功效**]生津止渴,开胃下气。

[**食疗作用**]橙含有大量维生素 C 和胡萝卜素,可以抑制致癌物质的形成,还能软化和保护血管,促进血液循环,降低胆固醇和血脂。鲜橙果实中含有的橙皮苷,可降低毛细血管脆性,防止微血管出血。果皮中所含的果胶具有促进肠道蠕动。橙子的香味可缓解压力。橙子还能解鱼蟹毒、醒酒。

2)柑橘

[**性味归经**]味苦、辛,性温。归肺经、胃经。

[**功效**]开胃理气,润肺生津。

[**食疗作用**]柑橘富含维生素 C 与柠檬酸,前者具有美容作用,后者则具有消除疲劳的作用。柑橘内侧薄皮含有膳食纤维及果胶,可以促进通便,并且可以降低胆固醇。橘皮苷可以加强毛细血管的韧性,降血压,扩张心脏的冠状动脉,预防冠心病和动脉硬化。在鲜柑橘汁中还含有抗癌活性很强的物质"诺米灵"。

[**注意**]勿与螃蟹、槟榔同食。

3)柚子(文旦)

[**性味归经**]味甘酸,性凉。归肺经、胃经。

[**功效**] 理气化痰,润肺清肠,补血健脾。

[**食疗作用**] 柚子含丰富的维生素 C 以及类胰岛素等成分,有降血糖、降血脂、减肥、美肤养容等功效,经常食用,对高血压、糖尿病、血管硬化等病有辅助治疗作用。柚子含有生理活性物质皮苷,可降低血黏度,减少血栓的形成,可预防心脑血管疾病。柚子含天然叶酸,对于孕妇有预防贫血症状发生和促进胎儿发育的功效。柚子中含果胶和大量纤维素,可以促进通便。

4) 金橘

[**性味归经**] 味甘、酸、辛,性温。归肝经、肺经、脾经、胃经。

[**功效**] 行气解郁,生津消食,化痰利咽,醒酒。

[**食疗作用**] 金橘果实含金苷及丰富的维生素 C(其中 80% 在皮中,故食之切勿去皮)、维生素 P,对防止血管破裂、减少毛细血管脆性和通透性、减缓血管硬化有良好的作用,适宜高血压、血管硬化及冠心病患者食用。金橘对血压有双向调节作用。常食金橘,还可增强机体的抗寒能力,防治感冒。

其他

1) 豆豉

[**性味归经**] 味咸,性平。归肺经、胃经。

[**功效**] 和胃,除烦,解腥毒,去寒热。

[**食疗作用**] 豆豉中含有很高的尿激酶,具有溶解血栓的作用。豆豉中含有多种营养素,可以改善胃肠道菌群,常吃豆豉还可帮助消化、预防疾病、延缓衰老、增强脑力、降低

血压、消除疲劳、减轻病痛、预防癌症和提高肝脏解毒(包括酒精毒)功能。豆豉还可以解诸药毒、食毒。

2) 九层塔(罗勒)

[**性味归经**] 味辛,性温。归肺经、脾经、大肠经、胃经。

[**功效**] 疏风解表,化湿和中,行气活血,解毒消肿。

[**食疗作用**] 嫩叶可食,亦可泡茶饮,有祛风、芳香、健胃及发汗作用。罗勒具有特殊香味,能提神、帮助增加记忆力。其果实叫光明子、明列子、珍珠果,也含丰富的蛋白质、脂肪、碳水化合物。其大小如芝麻,将其浸泡于开水中会迅速吸水膨胀,摄入人体后可促进肠道蠕动,有助于消化。

3) 紫苏

[**性味归经**] 味辛,性温。归肺经、脾经。

[**功效**] 发汗解表,宣肺止咳,行气宽中,解鱼蟹毒。

[**食疗作用**] 紫苏能扩张皮肤血管,刺激汗腺分泌而解热;能祛痰平喘镇咳;能促进消化液分泌,增加胃肠蠕动;能抑制子宫收缩而安胎;有抑菌防腐作用;还能抗过敏,对内源性凝血系统也有促进作用。

食材之忌

忌辛辣刺激之品:气郁质者易因情绪波动而引起肝气不舒,此时如食入像韭菜、辣椒、香椿、茴香、葱姜蒜等性辛温的食物及羊肉、狗肉、牛肉等甘温助火类食物,则易"火上浇油",从而导致气郁化火,耗伤营血。气郁质者易失眠,因此睡前还应避免喝浓茶、咖啡等刺激性饮料。

忌收敛酸涩之品:酸有收敛固涩作用,可影响气机运动,故气郁质者应少食收敛酸涩之物,如乌梅、石榴、青梅、杨梅、草莓、杨桃、酸枣、李子、柠檬、泡菜等。

忌肥甘厚腻之品:肥甘厚腻之物易生痰湿,且久食伤脾,导致脾气壅塞结滞,影响运化功能,故气郁质者亦应少食,如油煎油炸食品、肥肉、动物内脏、甜食、海鲜等。

忌冰冻寒凉之品:寒性凝滞,可使人体气血运行不畅,会加重气郁,故气郁者也应少食冰冻寒凉之物,如雪糕、冰激凌、冰冻饮料等。

中药调养

⟳ 陈皮

[**性味归经**]味辛、苦,性温。归脾经、肺经。

[**功效**]理气健脾,燥湿化痰。

[**用法用量**]煎服,3～10克。

⟳ 青皮

[**性味归经**]味苦、辛,性温。归肝经、胆经、胃经。

[**功效**]疏肝破气,消积化滞。

[**用法用量**]煎服,3～10克。

[**使用注意**]气虚者慎用。

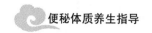

🍃 枳实

[**性味归经**] 味苦、辛,性微寒。归脾经、胃经、大肠经。

[**功效**] 破气消积,化痰除痞。

[**用法用量**] 煎服,3～10克。生用作用较猛,炒后性较平和。

[**使用注意**] 脾胃虚弱及孕妇慎用。

🍃 木香

[**性味归经**] 味辛、苦,性温。归脾经、胃经、大肠经、胆经。

[**功效**] 行气调中,疏肝利胆。善于行脾胃大肠滞气,且能疏理肝胆,以治脾失运化、肝失疏泄而致湿热蕴蒸、气机阻滞诸症。

[**用法用量**] 煎服,3～10克。

🍃 佛手

[**性味归经**] 味辛、苦,性温。归肝经、脾经、胃经、肺经。

[**功效**] 疏肝解郁,理气和中,燥湿化痰。

[**用法用量**] 煎服,3～10克。

🍃 香橼

[**性味归经**] 味辛、微苦、酸,性温。归肝经、脾经、胃经、肺经。

[**功效**] 疏肝解郁,理气宽中,化痰止咳。

[**用法用量**]煎服,3～10克。

○ 香附

　　[**性味归经**]味辛、微苦、微甘,性平。归肝经、三焦经。

　　[**功效**]疏肝理气,调经止痛。

　　[**用法用量**]煎服,3～12克。

○ 川楝子

　　[**性味归经**]味苦,性寒;有小毒。归肝经、胃经、小肠经、膀胱经。

　　[**功效**]行气止痛,疏肝泻热,杀虫疗癣。

　　[**用法用量**]煎服,3～10克。炒用寒性降低。

　　[**使用注意**]本品苦寒有毒,脾胃虚寒者不宜用,亦不宜过量或持续服用。

○ 玫瑰花

　　[**性味归经**]味甘、微苦,性温。归肝经、胃经。

　　[**功效**]行气解郁,活血止痛。

　　[**用法用量**]煎服,3～6克。

○ 大腹皮

　　[**性味归经**]味辛,性微温。归脾经、胃经、大肠经、小肠经。

　　[**功效**]行气导滞,利水消肿。

　　[**用法用量**]煎服,5～10克。或入丸、散。

○ 甘松

[**性味归经**] 味辛、甘,性温。归脾经、胃经。

[**功效**] 行气止痛,开郁醒脾。

[**用法用量**] 煎服,3～6克。

○ 紫苏梗

[**性味归经**] 味辛、甘,性微温。归肺经、脾经、胃经。

[**功效**] 宽胸利膈,顺气安胎。

[**用法用量**] 煎服,5～10克。不宜久煎。

[**使用注意**] 本品理气解郁之性平和,体虚者更为适宜,可配伍陈皮、香附等行气解郁药。

○ 柴胡

[**性味归经**] 味苦、辛,性微寒。归肝经、胆经。

[**功效**] 疏散退热,疏肝解郁,升举阳气,清胆截疟。

[**用法用量**] 煎服,3～10克。和解退热宜生用;疏肝解郁多用醋炙;升举阳气多用蜜炙;行血调经多用酒炙;骨蒸劳热多用鳖血拌炒。

[**使用注意**] 肝阳上亢、肝风内动、阴虚火旺及气机上逆者忌用或慎用。

○ 郁金

[**性味归经**] 味辛、苦,性寒。归肝经、心经、胆经。

[**功效**] 活血止痛,行气解郁,凉血清心,利胆退黄。广

郁金偏于行气解郁,川郁金偏于活血化瘀。

　　[**用法用量**]煎服,3～10克。研末服,2～5克。

　　[**使用注意**]不宜与丁香同用。

合欢皮

　　[**性味归经**]味甘,性平。归心经、肝经。

　　[**功效**]安神解郁,活血消肿。

　　[**用法用量**]煎服,10～15克。

　　[**使用注意**]孕妇慎用。

　　[**附药**]合欢花:为豆科落叶乔木合欢的干燥花或花蕾,药性、功效与合欢皮相似,尤长于安神解郁。

柏子仁

　　[**性味归经**]味甘,性平。归心经、肾经、大肠经。

　　[**功效**]养心安神,润肠通便。

　　[**用法用量**]煎服,10～20克。

　　[**使用注意**]多痰者慎用。

药茶药膳调养

药茶

　　三子导滞茶

　　[**组成**]莱菔子15克,苏子10克,牵牛子5克。

　　[**用法**]上药分别炒焦、捣碎后,用沸水冲泡,代茶频

饮,每日1剂。

[功效]导滞降气,润肠通便。莱菔子导滞降气,苏子性润,善于滑肠利膈,适用于气滞便秘;牵牛子泻下通便,对三焦气滞、湿热壅滞所致的便秘疗效颇佳。

萝卜茶

[组成]白萝卜100克,红茶3克。

[用法]萝卜洗净,切片后下锅,加水约600毫升,大火烧开后,转用小火将萝卜煮烂。用煮好的萝卜水冲泡茶叶后饮用。

[功效]温中暖胃,下气消食。

陈皮红枣茶

[组成]陈皮10克(切丝),红枣10克(撕成小块),红茶3克。

[用法]上药用开水冲泡后饮用,冲饮至味淡。

[功效]益气补脾,健胃消食。

佛手香橼茶

[组成]干品佛手5克(鲜品10克),干品香橼5克(鲜品10克),桔梗3克,甘草3克。

[用法]上药一同研为粗末(鲜品需捣碎),置入茶包中,用开水冲泡后饮用,冲饮至味淡。

[功效]疏肝解郁,宽中理气,下气消食,健脾养胃。

金橘茶

[组成]小金橘3～5颗,话梅2颗,绿茶3克。

[用法]小金橘洗净后切薄片待用。绿茶冲泡好后,加

入切好的金橘片和话梅,待 3～5 分钟后即可饮用。

［功效］理气解郁,生津消食。

柴郁茶

［组成］柴胡 5 克,郁金 3 克,香附 3 克,白芍 3 克,橘叶 2 克,绿茶 5 克。

［用法］前 5 味用水煎煮至水沸后,冲泡绿茶饮用。

［功效］疏肝解郁,养血活血,散结消痈。

郁金木香茶

［组成］郁金 5 克,木香 3 克,莪术 3 克,丹皮 3 克,花茶 3 克。

［用法］上药用开水冲泡后饮用,冲饮至味淡。

［功效］理气解郁。

三花茶

［组成］茉莉花 3 克,菊花 5 克,玫瑰花 3 克。

［用法］上药用开水冲泡后饮用。

［功效］行气解郁。

玫瑰乌梅去脂茶

［组成］玫瑰花 10 朵,乌梅 3 颗。

［用法］上药用沸水冲泡 5 分钟即可,代茶饮用。

［功效］促进食欲,润肠通便,还能降脂减肥。

药膳

合欢金针解郁汤

［材料］合欢皮(花)15 克,茯苓 12 克,郁金 10 克,浮小

麦 30 克,百合 15 克,黄花菜 30 克,大枣 6 枚,猪瘦肉 150 克,食盐适量。

[做法] 将所有材料洗净,稍浸泡;大枣去核;黄花菜,挤干水;猪瘦肉不必刀切。取生姜 2 片,与所有材料一起放进瓦煲内,加入清水 2 500 毫升,武火煲沸后,改为文火煲约 2 小时,调入适量食盐便可。

[功效] 解郁忘忧,宁心安神。

香菜萝卜生姜汤

[材料] 白萝卜 1 个,香菜 3 根,生姜 2 大片,冰糖适量。

[做法] 香菜洗净后,摘掉叶子留根茎;生姜切片;白萝卜洗净,切片。将香菜、生姜片、白萝卜片放入锅中,放适量水,加冰糖煮 15 分钟即可。

[功效] 健胃消食,止咳化痰,顺气利尿,清热解毒。

甘麦大枣粥

[材料] 大麦、粳米各 100 克,大枣 20 克,甘草 15 克。

[做法] 先煎甘草,去渣,后入小麦及大枣,煮为粥。

[功效] 益气宁心安神。

橘皮粥

[材料] 橘皮 30 克,粳米 100 克,白糖适量。

[做法] 橘皮研为细末备用。取锅放入冷水、粳米,先用旺火煮沸,然后改用小火熬煮,至粥将成时,加入橘皮末和白糖,再略煮片刻即可。

[功效] 理气化痰,健脾除湿。

佛手粥

[材料] 佛手 10 克,粳米 100 克,白糖适量。

[做法] 佛手洗净、切碎,水煎取汁备用。粳米加水煮弱,待八成熟时入药汁共煮至熟,入白糖少许调味即可。

[功效] 疏肝理气,燥湿化痰,健脾和胃。

香菜粥

[材料] 香菜 25 克,粳米 50 克,红糖 10 克。

[做法] 香菜洗净后切碎备用。粳米、红糖加水先煮成稀粥,然后放入香菜,再煮一沸,即停火待食。

[功效] 消食下气,温中止痛,健脾和胃。

芝麻酱拌莴笋叶

[材料] 莴笋叶 250 克,松子仁 30 克,芝麻酱 50 克。

[做法] 莴笋叶洗净,在沸水中余一下即捞入盘中;将松子仁捣烂,调入芝麻酱中,并与莴笋叶拌匀,可以加入少许酱油和味精调味,佐餐食用。

[功效] 消积下气,润肠通便。

双花西米露

[材料] 玫瑰花 20 克,茉莉花 20 克,西米 100 克,白糖适量。

[做法] 将玫瑰花、茉莉花置入茶包,加开水冲泡,备用;西米投入沸水中,以中小火煮致半透明即可(5～6 分钟),滤去煮西米的热水(糊状)。将半透明的西米倒入备好的玫瑰花、茉莉花水中,略加烧开,加入白糖少许调味即可。

[**功效**]疏肝解郁,暖胃下气。

山楂银耳汤

[**材料**]山楂 30 克,银耳 10 克,冰糖 30 克。

[**做法**]将银耳泡发洗净后,与山楂一起放入锅中。加入 800 毫升清水用大火煮开,再用小火煮 30 分钟。放入冰糖,待冰糖化开后即可食用。

[**功效**]健脾润肺,解郁理气,消食润肠。

穴位按摩

◯ 中脘

[**定位**]在上腹部,前正中线上,当脐中上 4 寸。

[**取穴要点**]胸剑联合至脐为 8 寸。

◯ 太冲

[**定位**]在足背侧,当第 1 跖骨间隙的后方凹陷处。

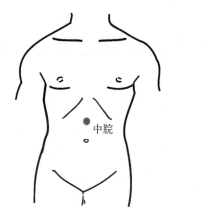
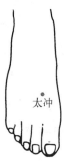

[取穴要点] 第1跖骨间隙位于第1、2趾间,趾蹼缘后方的凹陷处。

湿热质便秘患者的中医养生指导

膳食调养

择食原则

多吃新鲜蔬果及甘寒、甘平的食物:如冬瓜、甘蓝、茼蒿、芹菜、番茄、大白菜、生菜、空心菜、苋菜、豆芽菜、苦瓜、黄瓜、油麦菜、豆腐、西瓜、草莓、甜瓜、柚子、椰子、甘蔗、梨等。

多摄取有助于清热化湿的食物:如薏米、茯苓、玉米、绿豆、赤小豆等。

忌食肥甘、厚味、辛辣食物:如狗肉、鹿肉、羊肉、牛肉、鳝鱼、胡椒、辣椒、生姜、花椒等。

忌食大热大补的药物及食物:如银耳、燕窝、雪蛤、阿胶、蜂蜜、麦芽糖、熟地、大枣、黄芪、紫河车、黄精等。

饮食宜清淡:要少甜少辣少油,烤、炸、煎等方式要尽量避免。

避免进食酸性食物:大部分肉类及海鲜类属于酸性,蔬果类多属于碱性。

戒烟戒酒:中医认为,烟草为辛热秽浊之物,很容易生热助湿。酒是热性,有助阳热的功效,同时有生痰湿的弊端,所以湿热质人饮酒很容易酿生湿热。

食材之宜

粮豆类

1)小米(粟米,粟谷)

[**性味归经**]味甘、咸,性凉(陈粟米性苦寒)。归肾经、脾经、胃经。

[**功效**]健脾和胃,补益虚损,和中益肾,除热解毒。

[**食疗作用**]小米因富含维生素 B_1、B_{12} 等,具有防止消化不良及抗神经炎和预防脚气病的功效;还具有防止反胃、呕吐的功效。小米还能滋阴养血,可以使产妇虚寒的体质得到调养,帮助恢复体力;因此,小米熬粥营养价值丰富,有"代参汤"之美称。

[**注意**]气滞者忌用;素体虚寒,小便清长者少食。

2)绿豆

[**性味归经**]味甘,性凉。归心经、胃经。

[**功效**]清热解毒,消暑利尿。

[**食疗作用**]绿豆营养丰富,其所含的蛋白质、磷脂均有兴奋神经,增进食欲的功能。绿豆有显著降脂作用,可以保护心脑血管。绿豆的有效成分具有抗过敏作用,可辅助治疗荨麻疹等过敏反应。绿豆对葡萄球菌以及某些病毒有抑制作用,能清热解毒、消炎。绿豆含有丰富胰蛋白酶抑制剂,可以保护肝脏,减少蛋白分解,减少氮质血症,因而保护

肾脏。

[**注意**] 虚寒泄泻者忌食。

3）赤小豆

[**性味归经**] 味甘、酸,性平。归心经、小肠经。

[**功效**] 清热利湿,利水消肿,解毒排脓,健脾和胃。

[**食疗作用**] 赤小豆中含有大量治疗便秘的纤维,及促进利尿作用的钾。这两种成分均可将胆固醇及盐分对身体不必要的成分排泄出体外,因此被视为具有解毒的效果。赤小豆水提取液对金黄色葡萄球菌、福氏痢疾杆菌和伤寒杆菌等有抑菌作用。赤小豆煮汤饮服,可用于治疗肾脏、心脏、肝脏疾病及营养不良、炎症等多种原因引起的水肿。

4）玉米

[**性味归经**] 味甘、淡,性平。归脾经、胃经。

[**功效**] 益肺宁心,健脾开胃,利水通淋。

[**食疗作用**] 玉米中的纤维素含量很高,具有刺激胃肠蠕动、加速粪便排泄的特性,可防治便秘、肠炎、肠癌等。玉米中含有丰富的不饱和脂肪酸,尤其是亚油酸的含量高达60%以上,能降低胆固醇,对冠心病、动脉粥样硬化、高脂血症及高血压等有一定的预防和治疗作用。

5）蚕豆

[**性味归经**] 味甘,性平。归脾经、胃经。

[**功效**] 补中益气,健脾利湿,涩精实肠。

[**食疗作用**] 蚕豆中含有调节大脑和神经组织的重要成分,如钙、锌、锰、磷脂等,并含有丰富的胆石碱,有增强记

忆力的作用。蚕豆中的钙,有利于骨骼对钙的吸收与钙化,能促进人体骨骼生长发育。蚕豆中的蛋白质含量丰富,且不含胆固醇,其所含维生素 C 还能延缓动脉硬化,可以预防心血管疾病。蚕豆皮中的膳食纤维有降低胆固醇、促进肠蠕动的作用。

6）豆腐

[**性味归经**]味甘,性寒。归脾经、胃经、大肠经。

[**功效**]益气宽中,生津润燥,清热解毒,健脾利湿,和脾胃。

[**食疗作用**]豆腐为补益清热养生食品,适宜于热性体质、口臭口渴、肠胃不清、热病后调养者食用。现代医学证实,豆腐除有增加营养、帮助消化、增进食欲的功能外,对牙齿、骨骼的生长发育也颇为有益,在造血功能中可增加血液中铁的含量。豆腐不含胆固醇,是高血压、高血脂、高胆固醇症及动脉硬化、冠心病患者的药膳佳肴。

蔬菜类

1）白菜

[**性味归经**]味甘,性平。归胃经、大肠经。

[**功效**]养胃生津,除烦解渴,利尿通便,清热解毒。

[**食疗作用**]白菜富含维生素 C、维生素 E,能促进代谢,润泽肌肤,延缓衰老;有助于增强机体免疫力;保持血管弹性。白菜中所含的果胶,可以帮助人体排除多余的胆固醇。白菜中含有的纤维素,可增强肠胃的蠕动,利于排便,还能促进人体对动物蛋白的吸收。

2）冬瓜

[**性味归经**] 味甘、淡,性微寒。归肺经、大肠经、膀胱经。

[**功效**] 清热解毒、利水消痰、除烦止渴、祛湿解暑。

[**食疗作用**] 冬瓜含维生素 C 较多,且钾盐含量高,钠盐含量较低,能利尿消肿,适合高血压、肾脏病、浮肿等患者食用。冬瓜中所含的丙醇二酸,能有效地抑制糖类转化为脂肪,加之冬瓜本身不含脂肪,热量不高,具有减肥功效。冬瓜中的膳食纤维含量很高,能降血脂、防止动脉粥样硬化,刺激肠道蠕动。冬瓜清热生津,僻暑除烦,在夏日服食尤为适宜。

3）生菜

[**性味归经**] 味甘,性凉。归小肠经、胃经。

[**功效**] 清热提神,清肝利胆,养胃。

[**食疗作用**] 生菜中膳食纤维和维生素 C 的含量较白菜多,有消除人体多余的脂肪,故又叫减肥生菜。生菜中含有甘露醇等有效成分,有利尿和促进血液循环的作用。生菜中含有一种"干扰素诱生剂",可刺激人体正常细胞产生干扰素,从而抵抗病毒,提高人体的免疫力。生菜中含有一种叫原儿茶酸的物质,它对癌细胞有明显的抑制作用,尤其在抵制胃癌、肝癌、大肠癌等消化系统癌症方面,效果显著。

4）苋菜

[**性味归经**] 味微甘,性凉。归肺经、大肠经。

[**功效**] 清热解毒,通利二便。

[**食疗作用**] 苋菜富含膳食纤维,常食可以减肥轻身,促进排毒,防止便秘。同时常吃苋菜可增强体质,有"长寿菜"之称。苋菜含有丰富的铁、钙和维生素 K,适宜于贫血患者、妇女和老年人食用,维持正常心肌活动,促进凝血、造血和血液携带氧气的功能。

5) 茭白

[**性味归经**] 味甘,性寒。归肝经、脾经、肺经。

[**功效**] 解热毒,除烦渴,利二便。

[**食疗作用**] 茭白甘寒,性滑而利,既能利尿祛水,辅助治疗四肢浮肿、小便不利等症,又能清暑解烦而止渴,夏季食用尤为适宜,可清热通便,除烦解酒,还能解除酒毒,治酒醉不醒。茭白含较多的碳水化合物、蛋白质、脂肪等,能补充人体的营养物质,具有健壮机体的作用。茭白还能退黄疸,对于黄疸型肝炎有益。

6) 苦瓜

[**性味归经**] 味苦,性寒。归心经、肝经、脾经、肺经。

[**功效**] 清热祛暑,明目解毒,利尿凉血。

[**食疗作用**] 苦瓜的维生素 C 含量很高,具有预防坏血病、保护细胞膜、防止动脉粥样硬化、提高机体应激能力、保护心脏等作用。苦瓜中的苦瓜苷和苦味素能增进食欲,健脾开胃;其所含的生物碱类物质奎宁,有利尿活血、消炎退热、清心明目的功效。苦瓜中的蛋白质和苦瓜素具有抗肿瘤作用。苦瓜的新鲜汁液,含有苦瓜苷和类似胰岛素的物质,具有良好的降血糖作用。

7）黄瓜

[性味归经] 味甘,性凉。归脾经、胃经、大肠经。

[功效] 除热,利水利尿,清热解毒。

[食疗作用] 黄瓜中含有的葫芦素 C 具有提高人体免疫功能的作用,达到抗肿瘤目的。黄瓜中含有丰富的维生素 E,可起到延年益寿、抗衰老的作用;黄瓜中的黄瓜酶,有很强的生物活性。黄瓜含有维生素 B_1,对改善大脑和神经系统功能有利,能安神定志。黄瓜中所含的丙氨酸、精氨酸和谷胺酰胺对肝病患者,特别是对酒精性肝硬化患者有一定辅助治疗作用,可防治酒精中毒。此外,黄瓜中的纤维素对促进人体肠道内腐败物质的排除,以及降低胆固醇有一定作用。

8）绿豆芽

[性味归经] 味甘,性凉。归心经、胃经、三焦经。

[功效] 清热消暑,解毒利尿。

[食疗作用] 绿豆芽中含有丰富的维生素 C,可以治疗坏血病,还有清除血管壁中胆固醇和脂肪的堆积、防止心血管病变的作用。绿豆芽中的核黄素,对口腔溃疡有一定疗效。绿豆芽富含膳食纤维,是便秘患者的健康蔬菜,有预防消化道癌症(食道癌、胃癌、直肠癌)功效。绿豆芽的热量很低,而水分和纤维素含量很高,常吃豆芽,可以达到减肥的目的。

禽蛋类

1）鸭肉

[性味归经] 味甘咸、性寒,归肺经、肾经、脾经。

[**功效**]补阴益血,清虚热,利水。

[**食疗作用**]鸭肉的营养价值很高,含蛋白质、脂肪、钙、磷、铁、烟酸和维生素 B_1、B_2。鸭肉可大补虚劳、滋五脏之阴,治身体虚弱、病后体虚、营养不良性水肿。

[**注意**]脾虚、阳虚腹泻者忌食。

水产类

1)鲫鱼

[**性味归经**]味甘,性平。归脾经、胃经、大肠经。

[**功效**]健脾开胃,益气利水,通乳除湿。

[**食疗作用**]鲫鱼所含的蛋白质质优、齐全、易于消化吸收,是肝肾疾病、心脑血管疾病患者良好的蛋白质来源,常食可增强抗病能力,肝炎、肾炎、高血压、心脏病、慢性支气管炎等患者可经常食用。鲫鱼有健脾利湿、和中开胃、活血通络、温中下气的功效,对脾胃虚弱、水肿、溃疡、气管炎、哮喘、糖尿病有很好的滋补食疗作用。产后妇女炖食鲫鱼汤,可补虚通乳。

2)泥鳅

[**性味归经**]味甘,性平。归脾经、肝经、肾经。

[**功效**]补益脾肾,利水,除湿退黄,解毒。

[**食疗作用**]泥鳅所含脂肪成分较低,胆固醇更少,属高蛋白、低脂肪食品,且含一种类似甘碳戊烯酸的不饱和脂肪酸,有利于人体抗血管衰老,故有益于老年人及心血管疾病患者。泥鳅和豆腐同烹,具有很好的进补和食疗功用;泥鳅、鲜荷叶共煮汤食,可用于消渴。

水果类

1）西瓜

[**性味归经**]味甘，性寒。归心经、胃经、膀胱经。

[**功效**]清热解暑，除烦止渴，利小便。

[**食疗作用**]西瓜堪称"盛夏之王"，清爽解渴，味道甘甜多汁，是盛夏佳果。西瓜除不含脂肪和胆固醇外，含有大量葡萄糖、苹果酸、果糖、精氨酸、番茄素及丰富的维生素C等物质，是一种营养价值很高、纯净、食用安全食品。西瓜有利尿的作用，再加上含有大量的水分，可以减少胆色素的含量，并可使大便通畅，对治疗黄疸有一定作用。西瓜中含有糖、蛋白质和微量的盐，还富含钾，能降低血脂软化血管，对医治心血管疾病，如高血压等亦有疗效。新鲜的西瓜汁和鲜嫩的瓜皮可以增加皮肤弹性，减少皱纹，增添光泽。

2）香蕉

[**性味归经**]味甘，性寒。归肺经、大肠经。

[**功效**]清热解毒，利尿消肿。

[**食疗作用**]香蕉含有大量糖类物质及其他营养成分，可充饥、补充营养及能量。香蕉富含钾和镁，钾能防止血压上升及肌肉痉挛，镁则具有消除疲劳的效果。香蕉含有的泛酸等成分是人体的"开心激素"，能缓解心理压力，解除忧郁。睡前吃香蕉，还有镇静的作用。香蕉能缓和胃酸的刺激，保护胃黏膜。香蕉果肉甲醇提取物对细菌、真菌有抑制作用，可消炎解毒。香蕉中含有大量膳食纤维等，可促进肠胃蠕动，润肠通便。

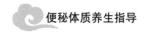

3）荸荠（马蹄、地梨）

[**性味归经**] 味甘，性寒。归肺经、胃经。

[**功效**] 清热解毒，凉血生津，利尿通便，化湿祛痰，消食除胀。

[**食疗作用**] 荸荠中磷的含量是所有茎类蔬菜中含量最高的，磷元素可以促进人体发育，同时可以促进体内的糖、脂肪、蛋白质三大物质的代谢，调节酸碱平衡。荸荠中含有一种抗菌成分——荸荠英，对金黄色葡萄球菌、大肠杆菌及绿脓杆菌均有一定的抑制作用，对降低血压也有一定效果，这种物质还对癌肿有防治作用。荸荠质嫩多津，可治疗热病津伤口渴之症，对糖尿病尿多者有一定的辅助治疗作用。荸荠水煎汤汁能利尿排淋，可作为尿路感染患者的食疗佳品。

食材之忌

湿热质者忌食辛辣油腻、温燥滋补、肥甘厚味的食物，如辣椒、韭菜、荔枝、龙眼、芒果等温热果蔬，以及葱、姜、蒜、胡椒、花椒等辛辣刺激的调味品；对于狗肉、鹿肉、牛肉、羊肉、鳝鱼等温热食品和饮品，以及火锅、烹炸、烧烤等辛温助热食物，应尽量少食和少饮；少吃奶油、动物内脏等油腻之品，少吃甜食，忌吃饴糖、石榴、柚子；限制食盐的摄入，否则会加重湿热。酒的湿热之性最大，且酒能留湿，所以要少喝酒。人参、黄芪、熟地、熟地、银耳、燕窝、雪蛤、阿胶、蜂蜜、大枣等滋补品会加重湿热，也应忌食。

中药调养

薏米

[**性味归经**] 味甘、淡,性微寒。归脾经、胃经、肺经。

[**功效**] 利水渗湿,健脾,清热排脓。

[**用法用量**] 煎服,10～30克。清热利湿宜生用;健脾宜炒用。本品力缓,用量宜大。除入汤剂、丸散剂外,亦可作粥食用,为食疗佳品。

茯苓

[**性味归经**] 味甘、淡,性平。归心经、脾经、肾经。

[**功效**] 利水渗湿,健脾安神。

[**用法用量**] 煎服,10～15克。

苍术

[**性味归经**] 味辛、苦,性温。归脾经、胃经。

[**功效**] 燥湿健脾,祛风湿,发表。

[**用法用量**] 煎服,5～10克。生用燥性强,炒用燥性减。

[**使用注意**] 阴虚内热、气虚多汗者忌用。

泽泻

[**性味归经**] 味甘、淡,性寒。归肾经、膀胱经。

［**功效**］利水渗湿,泄热。

［**用法用量**］煎服,5～10克。

⚬ 白豆蔻

［**性味归经**］味辛,性温。归肺经、脾经、胃经。

［**功效**］化湿行气,温中止呕。

［**用法用量**］煎服,3～6克。入散剂为好;入汤剂宜后下。

［**使用注意**］火升作呕者不宜用。

⚬ 赤小豆

［**性味归经**］味甘,性平。归心经、小肠经。

［**功效**］利水消肿,解毒排脓,利湿退黄。

［**用法用量**］煎服,10～30克。

⚬ 冬瓜皮

［**性味归经**］味甘,性微寒。归肺经、小肠经。

［**功效**］利水消肿,清热解暑。

［**用法用量**］煎服,15～30克。

⚬ 玉米须

［**性味归经**］味甘,性平。归膀胱经、肝经、胆经。

［**功效**］利水消肿,利湿退黄。

［**用法用量**］煎服,15～30克。大剂量可用至60克。

💧 滑石

[**性味归经**] 味甘、淡,性寒。归膀胱经、胃经。

[**功效**] 利尿通淋,清热解暑,外用祛湿敛疮。

[**用法用量**] 煎服,10～15 克。宜布包煎,外用适量。

💧 栀子

[**性味归经**] 味苦,性寒。归心经、肝经、肺经、胃经、三焦经。

[**功效**] 泻火除烦,清热利湿,凉血解毒。

[**用法用量**] 煎服,3～10 克。生用走气分而泻火,炒黑入血分而止血。

💧 黄芩

[**性味归经**] 味苦,性寒。归肺经、胃经、胆经、大肠经。

[**功效**] 清热燥湿,泻火解毒,止血,安胎。善清上焦湿热及肺火。

[**用法用量**] 煎服,3～10 克。清热生用,安胎炒用;清上焦热酒炒,止血炒炭。

[**使用注意**] 脾胃虚弱、食少便溏者慎用。

💧 黄连

[**性味归经**] 味苦,性寒。归心经、肝经、胃经、大肠经。

[**功效**] 清热燥湿,泻火解毒。善清中焦湿热。

[**用法用量**] 煎服,2～5 克。清热燥湿、泻火生用;降低

寒性宜炒用;清胃止呕用姜汁炙;清上焦火酒炒;清肝胆火用猪胆汁拌炒;降逆止呕用吴茱萸煎汁拌炒。

　　[**使用注意**]脾胃虚弱或阴虚津伤者慎用。

　　⟳ 黄柏

　　[**性味归经**]味苦,性寒。归肾经、膀胱经、大肠经。

　　[**功效**]清热燥湿,泻火解毒,清虚热。善清下焦湿热。

　　[**用法用量**]煎服,5～10克。清热燥湿、泻火生用,退虚热用盐水炙。

　　[**使用注意**]脾胃虚弱者慎用。

　　⟳ 龙胆

　　[**性味归经**]味苦,性寒。归肝经、胆经、膀胱经。

　　[**功效**]清热燥湿,泻肝火。善清下焦及肝胆湿热。

　　[**用法用量**]煎服,3～6克。

　　[**使用注意**]脾胃虚弱者不宜用;津伤阴亏者慎用。

　　⟳ 苦参

　　[**性味归经**]味苦,性寒。归心经、肝经、胃经、大肠经、膀胱经。

　　[**功效**]清热燥湿,杀虫,利尿。治湿热蕴结肠胃。

　　[**用法用量**]煎服,3～10克。

　　[**使用注意**]脾胃虚弱及阴虚津伤者慎用。反藜芦。

药茶药膳调养

药茶

双花饮

[组成]金银花 15 克,菊花 15 克,山楂 25 克,决明子 15 克。

[用法]上药择选洗净,放入洁净锅内,注入清水适量,用文火烧沸约半小时,去渣取汁代茶饮。

[功效]清热解毒,消食导滞,润肠通便。

薏米清化茶

[组成]薏米 30 克,赤小豆 30 克,淡竹叶 15 克,马齿苋 15 克。

[用法]赤小豆和薏米洗净后,放入锅中用清水浸泡 4 小时以上,泡好后加入淡竹叶和马齿苋开火煮,先大火煮至水烧开,然后转小火煮。在煮好前放入少许冰糖继续熬煮至冰糖融化即可关火。

[功效]清热解毒,祛湿化浊。

香薷茶

[组成]香薷 9 克,厚朴 6 克,白扁豆 20 克。

[用法]上药研为粗末,纳入热水瓶中,冲入沸水大半瓶,盖焖约 15 分钟。频频饮用,一日内饮尽。

[功效]发汗清暑,化湿和中。

玄参麦冬茶

[组成] 玄参 3 克,麦冬 3 克。

[用法] 上药加沸水冲泡,代茶饮。

[功效] 清热泻火,养阴生津,通便又祛湿。

竹叶芦根茶

[组成] 淡竹叶 3 克,芦根 6 克。

[用法] 上药加水煎汤,煎液代茶饮。

[功效] 清热泻火,利水除烦。

菊花陈皮茶

[组成] 白菊花 3 克,陈皮 6 克,绿茶 3 克。

[用法] 陈皮洗净后切成丝,与白菊花、绿茶一同放入杯中,加入沸水,加盖焖 10 分钟后即可饮用。

[功效] 理气调中,燥湿化痰,清肠胃。

荷叶翘苓茶

[组成] 荷叶 5 克,连翘 3 克,茯苓 3 克,陈皮 3 克,佩兰 3 克,绿茶 5 克。

[用法] 前五味置于锅内,用 400 毫升水煮沸后冲泡绿茶饮用。

[功效] 清暑运脾除湿。

宽中茶

[组成] 苍术 5 克,陈皮 3 克,绿茶 3 克。

[用法] 上药用 250 毫升开水冲泡后饮用,冲饮至味淡。

[功效] 健脾,燥湿,理气。

茯苓白术茶

[**组成**] 茯苓 5 克,白术 3 克,郁李仁 3 克,绿茶 3 克。

[**用法**] 上药用 300 毫升开水冲泡后饮用,冲饮至味淡。

[**功效**] 健脾除湿,润肠通便。

 药膳

绿豆酿莲藕

[**材料**] 莲藕 1 节(约 500 克),去皮绿豆 100 克,盐 1 小匙。

[**做法**] 将去皮绿豆洗净,加水浸泡 2 个小时;莲藕去皮洗净,将靠近顶端的地方用刀切断。将浸泡好的绿豆灌入莲藕的孔中,一边灌一边用筷子压实,然后将切下来的莲藕盖子扣回原来位置上,四周用牙签固定。放入 1 小匙盐,加盖用小火煮 10 分钟。将莲藕取出切成块,和汤一起食用即可。

[**功效**] 清热除烦,健脾消食。

鲜拌三皮

[**材料**] 西瓜皮 200 克,黄瓜皮 200 克,冬瓜皮 200 克。

[**做法**] 西瓜皮刮去蜡质外皮;冬瓜皮刮去绒毛外皮,与黄瓜皮一起,在开水锅内焯一下,待冷却后切成条状,放入少许盐、味精,装盘食用。

[**功效**] 清热利湿。

绿豆薏米粥

[**材料**] 绿豆 20 克,薏米 20 克。

[做法] 薏米及绿豆洗净后用清水浸泡 1 夜。将浸泡的水倒掉,绿豆和薏仁放入锅内,加入清水,用大火烧开后用小火煮至熟透即可食用。

[功效] 清热祛湿,清暑解渴。

竹笋翠衣鲤鱼汤

[材料] 鲤鱼 1 条(约 750 克),鲜竹笋 500 克,西瓜翠衣 500 克,扁豆 60 克,生姜、大枣各适量。

[做法] 竹笋削去硬壳、老皮,横切片,水浸 1 天;鲤鱼去鳃、内脏,不去鳞,洗净后略煎黄;扁豆、西瓜翠衣、生姜、大枣(先去核)洗净。把全部材料放入开水锅内,武火煮沸后,文火煲 2 小时,加精盐调味食用。

[功效] 祛湿降浊,健脾利水。

消暑祛湿汤

[材料] 冬瓜 250 克,鲜荷叶 20 克,赤小豆 50 克,扁豆 50 克。

[做法] 将冬瓜(连皮)、鲜荷叶、赤小豆、扁豆用水略冲洗一下,放入锅中烧开的清水中,大火煲 20 分钟,再慢火煲 2 个半小时即可饮用。

[功效] 祛暑,清热,利湿。

山药冬瓜汤

[材料] 山药 50 克,冬瓜 150 克,盐少许。

[做法] 将山药和冬瓜放至锅中慢火煲 30 分钟,加入盐调味即可。

[功效] 益气健脾,清热利湿。

白玉猪小肚汤

[**材料**]白茅根 60 克,玉米须 60 克,红枣 10 个,猪小肚 500 克。

[**做法**]将猪小肚洗净、切块,用盐、生粉拌擦,放入开水中煮 15 分钟,取出后在清水中冲洗;大枣去核后,与白茅根、玉米须一起洗净,用清水稍浸泡片刻,再与猪小肚一起放入瓦罐内,加入清水 8 碗左右,大火煮沸后,改用小火煲 2 小时,可加入适量食盐和生油。

[**功效**]清热祛湿,利水消肿。

扁鹊三豆饮

[**材料**]红豆 50 克,绿豆 50 克,黑豆 50 克,冰糖适量。

[**做法**]将三种豆洗净,用开水浸泡 30～60 分钟,然后将三种豆及泡豆的水放入砂锅,补足清水,大火烧开,再用小火煮至豆烂,加入冰糖煮到融化即可。

[**功效**]清热解毒,利水除湿。

马齿苋粥

[**材料**]鲜马齿苋 100 克,粳米 50 克。

[**做法**]将马齿苋去杂洗净,入沸水锅内焯一下,捞出后洗去枯液,切碎。油锅烧热,放入葱花煸香,放入马齿苋,加精盐炒至入味,出锅待用。将粳米淘洗干净,放入锅内,加入适量水煮熟,放入炒好的马齿苋煮至成粥,出锅即成。

[**功效**]清热解毒,健脾胃。

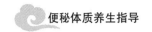

穴位按摩

合谷

[**定位**] 在手背,第 1、2 掌骨间,当第 2 掌骨桡侧的中点处。

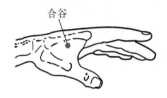

曲池

[**定位**] 在肘横纹外侧端,屈肘,当尺泽与肱骨外上髁连线的中点。

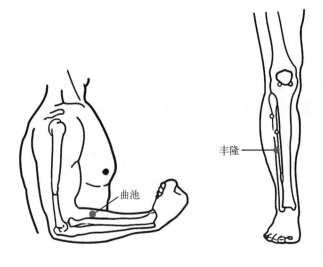

[**取穴要点**] 尺泽在肘横纹中,肱二头肌腱(屈肘时肘横纹中明显可触及)桡侧凹陷处。

○ 丰隆

[**定位**] 在小腿前外侧,当外踝尖上 8 寸,距胫骨前缘二横指(中指)。

[**取穴要点**] 腘横纹至外踝尖为 16 寸。

第四章
便秘常见合并症
中医养生指导

便秘合并高血压

膳食调养

便秘是老年高血压患者常见的症状。便秘不愈,不仅影响高血压的有效控制和治疗,而且也是诱发心脑血管疾病发作的原因之一。便秘合并高血压患者的饮食原则有清淡低脂饮食、控制钠盐摄入、戒烟戒酒、科学饮水等。

饮食宜清淡:宜富含纤维素、高钙、低脂肪、低胆固醇饮食。总脂肪应小于总热量的 30%,蛋白质占总热量的 15% 左右,胆固醇每日摄入量应限制在 300 毫克以下。提倡多吃粗粮、杂粮、新鲜蔬果、豆制品、瘦肉、鱼、鸡等,提倡植物油,少吃辛辣、浓茶咖啡等刺激性食物。

控制钠盐摄入量:控制钠盐摄入量有利于降低和稳定血压,并减少对降压药物的依赖。

戒烟戒酒：烟酒史高血压病的危险因素之一，还可能增加高血压并发心脑血管病的风险。

饮食有节：做到一日三餐饮食定量定时，不可过饥过饱，不暴饮暴食。

科学饮水：硬水中含有较多的钙、镁离子，是参与血管平滑肌细胞舒缩的重要调节物质，如果缺乏，易使血管发生痉挛，最终导致血压升高，因此对高血压患者，要尽量饮用硬水，如泉水、深井水、天然矿泉水等。

药茶药膳调养

药茶

芹菜红枣茶

[组成] 芹菜 250 克，大枣 10 枚。

[用法] 将芹菜切碎，加大枣（去核、撕小块）一并置保温瓶中，以沸水适量冲泡，加盖焖 20 分钟后频饮，于 1 日内服完。

[功效] 平肝降压，清热祛湿。适用于早期高血压病症状表现为头痛、头晕者。

菊楂决明茶

[组成] 菊花 8 克，生山楂、决明子各 15 克。

[用法] 上各味放入保温杯中，以沸水冲泡，加盖温浸半小时饮用。代茶饮用，每日数次。

[功效] 清疏风解毒，清肝，降压，消食。适用于高血压

病、冠心病。

菊槐茶

[组成] 菊花、槐花、绿茶各 3 克。

[用法] 沸水冲泡,加盖浸泡 5 分钟即可。

[功效] 平肝祛风,化痰降压。适用于早期高血压引起的头痛、头晕、目赤肿瘤、眼底出血、鼻出血等。

罗布麻茶

[组成] 罗布麻叶 3～6 克。

[用法] 开水冲泡代茶饮。每日 2～3 次。

[功效] 平肝安神,清热利水。适用于肝火上炎、阴虚阳亢型高血压病患者。

三宝茶

[组成] 菊花、罗汉果、普洱茶各 6 克。

[用法] 上各味共研成粗末,放入纱布袋或茶包中,以沸水冲泡,不拘时频频饮之。

[功效] 降压,消脂,减肥。适用于防治高血压,高血脂及肝阳上亢之头痛、头晕等症。

⊙ 药膳

芹菜翠衣炒鳝丝

[材料] 鳝丝 120 克,西瓜翠衣 150 克,芹菜 150 克,葱、姜、蒜适量。

[做法] 西瓜翠衣切条;芹菜去根叶、切段;两者均在热水中焯一下捞起备用。炒锅内加麻油,下葱、姜、蒜爆香,放

入鳝丝稍炒,再入西瓜翠衣、芹菜翻炒至熟,调味勾芡即可。

[功效] 清热平肝,利尿降压。适用于高血压病、动脉粥样硬化属肝热者,症见头痛、眩晕、心悸、咽干口渴,食欲不振,亦可用于暑热病,营养不良有上述表现者。

凉拌菠菜海蜇

[材料] 菠菜 100 克,海蜇皮 50 克,麻油、盐、味精适量。

[做法] 海蜇片切丝,与菠菜同用开水焯一下,挤干,加调料拌匀即可。

[功效] 祛风平肝,清热降压。对高血压病、中风初期有疗效。

雪羹汤

[材料] 海蜇 30 克,荸荠 15 克,水适量。

[做法] 海蜇 30 克,温水泡发,洗净,切碎;荸荠去皮,共放在锅内,加水适量,用小火烹煮 1 小时。一次或分次饮下。

[功效] 清热化痰,消积润肠。适用于高血压病兼见痰浊表现者,临床以眩晕、头重,胸脘满闷或有呕恶痰涎,舌苔白腻,脉弦滑为特征。

双耳汤

[材料] 白木耳 10 克,黑木耳 10 克,冰糖 30 克。

[做法] 将白木耳、黑木耳用温水发泡,除去杂质,洗净,放入碗内,加冰糖、水适量,置蒸笼中,蒸 1 小时,待木耳熟透时即成。

[功效] 滋阴润燥,润肺止咳,补肾健脑。适用于肾阴

虚、高血压、肺阴虚咳嗽、喘息、动脉硬化症伴眼底出血、肺结核、失眠症等。

海带绿豆汤

[材料] 绿豆 90 克,海带 45 克,冰糖适量。

[做法] 绿豆、海带置于锅中,加水及冰糖适量,煮开后改文火,待绿豆、海带煮烂,即可食用。

[功效] 活血化瘀,软坚消痰。常服有预防高血压病、高脂血症的功效。

便秘合并糖尿病

膳食调养

糖尿病患者发生便秘十分常见,这与糖尿病病程的长短、自主神经病变、患者活动量减少、老年患者咀嚼消化功能衰退以及代谢紊乱、负氮平衡等相关。便秘给患者尤其是老年糖尿病患者造成极大的痛苦,甚至可诱发患者心肌梗死的发生。便秘合并糖尿病患者的饮食应是宜粗不宜细,在主食定量范围内尽可能多吃些粗杂粮、豆类及蔬菜等。这些食物既含有丰富的维生素和无机盐,又含有较多的粗纤维,既能有效防止血糖升高过快,又能防止便秘的发生。

合理控制热量:每日饮食摄入总热量应维持或略低于理想体重为宜。根据患者的身高、性别等计算每个患者的标准体重[标准体重（公斤）＝身高（厘米）－105]，根据每个患者的运动量、生活场所和病情等情况，计算出每日所需要的热量[以休息为主，20～30千卡/（千克·天）；以轻度劳动为主，30～35千卡/（千克·天）；以中度劳动为主，35～40千卡/（千克·天）；以重度劳动为主，＞40千卡/（千克·天）]。

平衡膳食：选择多样化、营养合理的搭配食物，应做到主食粗细粮搭配；副食荤素食搭配。一般建议碳水化合物占摄取总热量的50％左右；蛋白质占摄取总热量的23％～25％，其中适于人体吸收的优质蛋白占1/3以上，如瘦肉、鸡蛋、豆制品等；脂肪摄取量应小于总热量的25％，注意控制食用油和胆固醇的摄入量，尽量避免选择动物油，减少摄入胆固醇含量较高的食物，如动物内脏等；增加高纤维食物的摄入，如玉米、芹菜等，但不能过多；可适当吃一些瓜果及"产气"食物，如豆腐、笋、萝卜等，都可以促进肠蠕动，利于通便；保证食物的多样化，确保人体对维生素和矿物质的摄入；减少钠的摄入，食盐每日摄入量＜6克。

每日定时定量进餐，避免过饥过饱、暴饮暴食。

减少烟酒摄入。

药茶药膳调养

药茶

黄精玉米须茶

[组成]黄精15克，玉米须50克。

［**用法**］上各味以清水适量煎汤,代茶频饮。

［**功效**］益气养阴,降糖利尿。适用于糖尿病日久、体质虚弱及合并肾病水肿者。

地骨皮麦枣消渴茶

［**组成**］地骨皮 9 克,麦门冬 9 克,大枣 3 枚。

［**用法**］地骨皮、麦门冬共研为粗末;大枣洗净、去核、撕成小块。三味一同装入药袋或茶包中,加沸水冲泡,加盖浸泡 10～20 分钟后,代茶饮。

［**功效**］清热养阴,生津止渴,降血糖。适用于胃燥津伤、燥热伤肺型糖尿病患者。

玉竹麦冬茶

［**组成**］玉竹、麦冬、百合、石斛各 15 克。

［**用法**］上各味研成粗末,加沸水冲泡,加盖浸泡 10～20 分钟后,代茶饮。

［**功效**］养阴生津,润肺,清心,益胃。

洋参石斛茶

［**组成**］西洋参 3 克,石斛 10 克。

［**用法**］先将西洋参切成薄片,石斛切碎以沸水冲泡后代茶饮用,也可用文火将西洋参、石斛煎煮后饮用。

［**功效**］益气生津,养阴清热。适用于胃燥津伤、燥热伤肺型糖尿病,以及阴虚津亏或热病之后所出现的口渴咽干、五心烦热、口舌糜烂、大便秘结等。

苦瓜茶叶饮

［**组成**］鲜苦瓜 1 个,绿茶 30 克。

[**用法**] 将苦瓜洗净截断、去瓤，装入茶叶，再将苦瓜接合，用绳悬挂于通风阴凉处阴干。每次取 6～9 克，水煎或用沸水冲泡代茶饮用。

[**功效**] 祛暑清热、止渴生津。主治消渴多饮、多食、多尿及暑病发热、热病津伤等。

药膳

沙参玉竹老鸭汤

[**材料**] 老鸭 1 只（约 600 克），北沙参 60 克，玉竹 60 克，生姜 2 片。

[**做法**] 北沙参、玉竹洗净；老鸭洗净、斩件。全部材料放入锅内，加清水适量，武火煮沸后，文火煲 2 小时，调味食用。

[**功效**] 滋阴润肺，养胃生津。

蚌肉苦瓜汤

[**材料**] 蚌肉 200 克，苦瓜 250 克，荷叶 10 克。

[**做法**] 苦瓜去瓤、切段；蚌肉切成薄片备用。水烧开后先放荷叶，再放苦瓜，3 分钟后，等到苦瓜与荷叶八成熟，加入盐和鸡精，把荷叶捞出来，最后放入蚌肉稍微一烫即成。

[**功效**] 清热滋阴，除烦止渴。

清蒸茶鲫鱼

[**材料**] 鲫鱼 1 条，绿茶 10 克。

[**做法**] 将鲫鱼去鳃、内脏，留下鱼鳞，腹内装满绿茶，放盘中，上蒸锅清蒸熟透即可。

[**功效**] 补虚,止消渴。适用于糖尿病口渴多饮不止以及热病伤阴。

山药炖猪肚

[**材料**] 猪肚 150 克,山药 100 克。

[**做法**] 将猪肚洗净,切成条或切成小块,煮沸后改文火炖熟。将山药去皮,洗净,切成片或段,加入炖熟的猪肚内同炖至烂。

[**功效**] 滋养肺肾。适用于消渴多尿。

山药玉竹鸽肉汤

[**材料**] 乳鸽 1 只,淮山药 30 克,玉竹 20 克,葱、姜、盐、味精、料酒、胡椒粉适量。

[**做法**] 鸽子洗净、切块,入开水中加料酒焯烫片刻取出备用;山药切滚刀块,用开水焯烫,玉竹用开水泡软备用。砂锅中倒入适量开水,放入山药、鸽子、玉竹、葱、姜,大火烧开,去掉浮沫,煮 4～5 分钟后加盖转小火炖 10 分钟,开盖后加盐、味精、胡椒粉调味即可。

[**功效**] 养阴益气,滋补肝肾。适用于阴虚型糖尿病。

便秘合并脑卒中

膳食调养

便秘是脑卒中患者最常见并发症之一,由于便秘而过分用力排便,使腹腔压力增高,心脏收缩加强,血压升高,易诱发再次脑卒中或加重病情,进一步影响原发病的治疗,成为恶性循环。便秘合并脑卒中患者应建立低脂肪、高纤维的合理饮食结构,饮食宜清淡,饥饱适宜,多进食富含粗纤维、维生素且有营养易于消化的食物,如绿叶蔬菜,各类新鲜水果、小米粗粮等;可多吃些油菜、黑木耳、山楂、蛇肉等活血化瘀、祛风通络的食物;可适当增加花生油、豆油、芝麻油等植物油的摄入以润肠通便;少吃或不吃油腻煎炸的食物;忌食烟酒、浓茶、咖啡、大蒜、辣椒等刺激性食物。

药茶药膳调养

◎ 药茶

桃仁参茶

[组成] 党参3克,桃仁3克,茶叶3克。

[用法] 上各味研为细末,加沸水冲泡,代茶饮。

[功效] 益气活血化瘀。适用于中风后遗症。

杞菊决明子茶

[组成] 枸杞20克,菊花5克,炒决明子30克,绿茶5克。

[用法] 上各味加沸水冲泡,加盖焖10分钟,代茶饮。

[功效] 清肝泻火,润肠通便,降压降脂,预防中风。适用于肝火阳亢型脑卒中后遗症,症见肢体麻木瘫痪、头晕目眩、头重脚轻、面部烘热、烦躁易怒、血压增高、舌质偏红、苔黄、脉弦。

山楂菖蒲饮

［组成］山楂 30 克,石菖蒲 15 克。

［用法］上二味洗净后同放入杯内,冲入沸水,加盖焖 10 分钟,代茶饮。

［功效］祛湿化痰,醒脑通络。适合于中风患者及平时常觉头晕头重、胸闷、时有意识迷糊、昏沉欲睡、手足麻木、体胖痰多、不欲饮食、舌红胖大或有齿痕、苔白腻、脉弦滑者。可预防中风再发。

夏枯草决明子茶

［组成］夏枯草 10 克,炒决明子 30 克,绿茶 5 克。

［用法］上各味同放入杯中,加盖焖 15 分钟,代茶频频饮用,冲饮至味淡。

［功效］清肝明目,润肠通便,降血压。适合于中风患者,面色发红、头脑胀痛、目赤口苦、急躁易怒、尿黄便秘、舌红、苔薄黄、脉弦者可预防中风。

杞菊饮

［组成］枸杞子 30 克,菊花 10 克。

［用法］上二味煎水代茶饮。每日 1 剂,不拘时频饮。

［功效］滋阴补肾,疏风清肝。适用于中风后遗症肝肾阴虚者。

药膳

地龙桃花饼

［材料］黄芪 100 克,干地龙(酒浸)30 克,红花、赤芍各

20 克,当归 50 克,川芎 10 克,桃仁 15 克,玉米面 400 克,小麦面 100 面,白糖适量。

[**做法**] 将黄芪、红花、当归、赤芍、川芎浓煎取汁,将地龙烘干研粉,与白糖、玉米面、小麦面混匀并以药汁调和成面团,分制为 20 个小饼,将桃仁匀布饼上,入笼蒸熟(或用烤箱烤熟)即可。每日 2 次,每次食饼 1～2 个。

[**功效**] 益气活血,通络起痿。适用于中风后遗症。

归参鳝鱼汤

[**材料**] 党参 15 克,当归 15 克,鳝鱼 500 克。

[**做法**] 将党参、当归放入药袋中扎口,鳝鱼洗净、切段,放入料酒、酱油、葱、姜等,与药袋同煮开,去浮沫,改用小火炖 1 小时,捞出药袋,加入味精、麻油等调味即可。

[**功效**] 益气活血通络。适用于中风后遗症气血亏虚者。

芪蛇汤

[**材料**] 黄芪 50 克,蛇(活)200 克,生姜 3 片,当归 9 克,大枣 6 枚。

[**做法**] 蛇去头、肠杂,加生姜过油,把全部材料一齐放入瓦锅内,加清水适量,文火煮 2 小时,调味即可。

[**功效**] 益气活血通络。适用于中风后遗症瘀血阻络者,症见半身不遂,患肢肿胀,麻木,语言不利,头晕,心悸,口淡,排便难,舌淡红有瘀斑,脉细弦。

田参鸡肉汤

[**材料**] 鸡肉 90 克,田七 10 克,生姜 3 片,红参 10 克,

黄芪 30 克。

[**做法**] 田七打碎,加鸡肉、生姜 3 片过油,把全部材料一起放入瓦锅内,加清水适量,文火煮 2 小时,调味即可。

[**功效**] 益气活血通络。适用于中风后遗症气虚血瘀者,症见半身不遂,患肢肿胀,疼痛,语言不利,记忆力减退,头晕,心悸,舌淡暗或有瘀斑,脉细弦。

地黄龟肉汤

[**材料**] 龟 1 只(约 200 克),干地黄 30 克,枸杞子 20 克,秦艽 15 克。

[**做法**] 将龟去肠杂、斩块,与其他材料一起放入瓦锅内,加清水适量,文火煮 2 小时,调味即可。

[**功效**] 滋补肝肾,养阴补血,祛湿通络。适用于中风后遗症肝肾阴虚者,症见半身不遂,患肢挛缩、僵硬,头晕,面红,口干,腰酸,舌红少苔,脉细。

附一

体质测评方法

九种体质测评方法（＜65 岁）

➤ 判定方法

回答《中医体质分类与判定表》中的全部问题,每一问题按 5 级评分,计算原始分及转化分,依标准判定体质类型:

$$原始分＝各个条目的分数相加$$
$$转化分数＝[(原始分－条目数)/(条目数×4)]×100$$

➤ 判定标准

平和质为正常体质,其他 8 种体质为偏颇体质,判定标准见下表。

体质类型	条　　　件	判定结果
平和质	● 转化分≥60 分 ● 其他 8 种体质转化分均＜30 分	是
	● 转化分≥60 分 ● 其他 8 种体质转化分均＜40 分	基本是
	不满足上述条件者	否

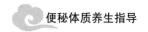

续　表

体质类型	条　　件	判定结果
偏颇体质	转化分≥40分	是
	转化分30~39分	倾向是
	转化分<30分	否

示例1

某人各体质类型转化分为：平和质75分,气虚质56分,阳虚质27分,阴虚质25分,痰湿质12分,湿热质15分,血瘀质20分,气郁质18分,特禀质10分。

根据判定标准,虽然平和质转化分≥60分,但其他8种体质转化分并未全部<40分,其中气虚质转化分≥40分,故此人不能判定为平和质,应判定为是气虚质。

示例2

某人各体质类型转化分为：平和质75分,气虚质16分,阳虚质27分,阴虚质25分,痰湿质32分,湿热质25分,血瘀质10分,气郁质18分,特禀质10分。

根据判定标准,平质转化分≥60分,同时,痰湿质转化分在30~39之间,可判定为痰湿质倾向,故此人最终体质判定结果基本是平和质,有痰湿质倾向。

> ## 中医体质分类与判定表（＜65岁）

平和质（A型）

	没有 （根本不）	很少 （有一点）	有时 （有些）	经常 （相当）	总是 （非常）
（1）您精力充沛吗？	1	2	3	4	5
（2）您容易疲乏吗？*	1	2	3	4	5
（3）您说话声音低弱无力吗？*					
	1	2	3	4	5
（4）您感到闷闷不乐、情绪低沉吗？*					
	1	2	3	4	5
（5）您比一般人耐受不了寒冷（冬天的寒冷，夏天的冷空调、电扇）吗？*					
	1	2	3	4	5
（6）您能适应外界自然和社会环境的变化吗？					
	1	2	3	4	5
（7）您容易失眠吗？*	1	2	3	4	5
（8）您容易忘事（健忘）吗？*	1	2	3	4	5

注：标有＊的条目需先逆向计分，即：1→5,2→4,3→3,4→2,5→1,再用公式转化分。

判断结果：□是　□倾向是　□否

气虚质（B型）

	没有 （根本不）	很少 （有一点）	有时 （有些）	经常 （相当）	总是 （非常）
（1）您容易疲乏吗？	1	2	3	4	5
（2）您容易气短（呼吸短促，接不上气）吗？					
	1	2	3	4	5

续 表

	没有（根本不）	很少（有一点）	有时（有些）	经常（相当）	总是（非常）
(3) 您容易心慌吗？	1	2	3	4	5
(4) 您容易头晕或站起时晕眩吗？	1	2	3	4	5
(5) 您比别人容易患感冒吗？	1	2	3	4	5
(6) 您喜欢安静、懒得说话吗？	1	2	3	4	5
(7) 您说话声音低弱无力吗？	1	2	3	4	5
(8) 您活动量稍大就容易出虚汗吗？	1	2	3	4	5

判断结果：□是 □倾向是 □否

阳虚质（C型）

	没有（根本不）	很少（有一点）	有时（有些）	经常（相当）	总是（非常）
(1) 您手脚发凉吗？	1	2	3	4	5
(2) 您胃脘部、背部或腰膝部怕冷吗？	1	2	3	4	5
(3) 您感到怕冷、衣服比别人穿得多吗？	1	2	3	4	5
(4) 您比一般人耐受不了寒冷（冬天的寒冷，夏天的冷空调、电扇等）吗？	1	2	3	4	5

续 表

	没有 (根本不)	很少 (有一点)	有时 (有些)	经常 (相当)	总是 (非常)
(5) 您比别人容易患感冒吗?					
	1	2	3	4	5
(6) 您吃(喝)凉的东西会感到不舒服或者怕吃(喝)凉东西吗?					
	1	2	3	4	5
(7) 您受凉或吃(喝)凉的东西后,容易腹泻(拉肚子)吗?					
	1	2	3	4	5

判断结果：□是　□倾向是　□否

阴虚质(D 型)

	没有 (根本不)	很少 (有一点)	有时 (有些)	经常 (相当)	总是 (非常)
(1) 您感到手脚心发热吗? 1	2	3	4	5	
(2) 您感觉身体、脸上发热吗?					
	1	2	3	4	5
(3) 您皮肤或口唇干吗? 1	2	3	4	5	
(4) 您口唇的颜色比一般人红吗?					
	1	2	3	4	5
(5) 您容易便秘或大便干燥吗?					
	1	2	3	4	5
(6) 您面部两颧潮红或偏红吗?					
	1	2	3	4	5

续　表

	没有 (根本不)	很少 (有一点)	有时 (有些)	经常 (相当)	总是 (非常)
(7) 您感到眼睛干涩吗?	1	2	3	4	5
(8) 您感到口干咽燥、总想喝水吗?					
	1	2	3	4	5

判断结果:□是　□倾向是　□否

痰湿质(E型)

	没有 (根本不)	很少 (有一点)	有时 (有些)	经常 (相当)	总是 (非常)
(1) 您感到胸闷或腹部胀满吗?					
	1	2	3	4	5
(2) 您感到身体沉重不轻松或不爽快吗?					
	1	2	3	4	5
(3) 您腹部肥满松软吗?	1	2	3	4	5
(4) 您有额部油脂分泌多的现象吗?					
	1	2	3	4	5
(5) 您上眼睑比别人肿(上眼睑有轻微隆起的现象)吗?					
	1	2	3	4	5
(6) 您嘴里有黏黏的感觉吗?					
	1	2	3	4	5
(7) 您平时痰多,特别是咽喉部总感到有痰堵着吗?					
	1	2	3	4	5

续　表

	没有 (根本不)	很少 (有一点)	有时 (有些)	经常 (相当)	总是 (非常)
(8) 您舌苔厚腻或有舌苔厚厚的感觉吗?					
	1	2	3	4	5

判断结果：□是　□倾向是　□否

湿热质(F型)

	没有 (根本不)	很少 (有一点)	有时 (有些)	经常 (相当)	总是 (非常)
(1) 您面部或鼻部有油腻感或者油亮发光吗?					
	1	2	3	4	5
(2) 您容易生痤疮或疮疖吗?	1	2	3	4	5
(3) 您感到口苦或嘴里有异味吗?					
	1	2	3	4	5
(4) 您大便黏滞不爽、有解不尽的感觉吗?					
	1	2	3	4	5
(5) 您小便时尿道有发热感、尿色浓(深)吗?					
	1	2	3	4	5
(6) 您带下色黄(白带颜色发黄)吗?(限女性回答)					
	1	2	3	4	5
(7) 您的阴囊部位潮湿吗?(限男性回答)					
	1	2	3	4	5

判断结果：□是　□倾向是　□否

血瘀质（G 型）

	没有 （根本不）	很少 （有一点）	有时 （有些）	经常 （相当）	总是 （非常）
(1) 您的皮肤在不知不觉中会出现青紫瘀斑（皮下出血）吗？					
	1	2	3	4	5
(2) 您两颧部有细微红丝吗？					
	1	2	3	4	5
(3) 您身体上有哪里疼痛吗？					
	1	2	3	4	5
(4) 您面色晦黯或容易出现褐斑吗？					
	1	2	3	4	5
(5) 您容易有黑眼圈吗？	1	2	3	4	5
(6) 您容易忘事（健忘）吗？	1	2	3	4	5
(7) 您口唇颜色偏黯吗？	1	2	3	4	5

判断结果：□是　□倾向是　□否

气郁质（H 型）

	没有 （根本不）	很少 （有一点）	有时 （有些）	经常 （相当）	总是 （非常）
(1) 您感到闷闷不乐、情绪低弱吗？					
	1	2	3	4	5
(2) 您容易精神紧张、焦虑不安吗？					
	1	2	3	4	5

	没有 (根本不)	很少 (有一点)	有时 (有些)	经常 (相当)	总是 (非常)
(3) 您多愁善感、感情脆弱吗?					
	1	2	3	4	5
(4) 您容易感到害怕或受到惊吓吗?					
	1	2	3	4	5
(5) 您胁肋部或乳房胀痛吗?					
	1	2	3	4	5
(6) 您无缘无故叹气吗?	1	2	3	4	5
(7) 您咽喉部有异物感,且吐之不出、咽之不下吗?					
	1	2	3	4	5

判断结果：□是　□倾向是　□否

特禀质(Ⅰ型)

	没有 (根本不)	很少 (有一点)	有时 (有些)	经常 (相当)	总是 (非常)
(1) 您没有感冒时也会打喷嚏吗?					
	1	2	3	4	5
(2) 您没有感冒时也会鼻塞、流鼻涕吗?					
	1	2	3	4	5
(3) 您有因季节变化、温度变化或异味等原因而咳喘的现象吗?					
	1	2	3	4	5

	没有 (根本不)	很少 (有一点)	有时 (有些)	经常 (相当)	总是 (非常)
(4) 您容易过敏(对药物、食物、气味、花粉或在季节交替、气候变化时)吗?					
	1	2	3	4	5
(5) 您的皮肤容易起荨麻疹(风团、风疹块、风疙瘩)吗?					
	1	2	3	4	5
(6) 您的皮肤因过敏出现过紫癜(紫红色瘀点、瘀斑)吗?					
	1	2	3	4	5
(7) 您的皮肤一抓就红,并出现抓痕吗?					
	1	2	3	4	5

判断结果:□是　□倾向是　□否

老年人体质测评方法(≥65岁)

➤ 老年人中医体质判定

国家中医药管理局制订了《老年版中医体质分类与判定》标准,根据《老年人中医药健康管理服务记录表》前33项问题采集信息,每一问题按 5 级评分,依据体质判定标准判定体质类型。

老年人中医药健康管理服务记录表

姓名 □□□-□□□□□

编号：

请根据近一年的体验和感觉，回答以下问题

请根据近一年的体验和感觉，回答以下问题	没有（根本不/从来没有）	很少（有一点/偶尔）	有时（有些/少数时间）	经常（相当/多数时间）	总是（非常/每天）
（1）您精力充沛吗？（指精神头足、乐于做事）	1	2	3	4	5
（2）您容易疲乏吗？（指体力较差，稍微活动一下或做一点家务劳动就感到累）	1	2	3	4	5
（3）您容易气短，呼吸短促，接不上气吗？	1	2	3	4	5
（4）您说话声音低弱无力吗？（指说话没有力气）	1	2	3	4	5
（5）您感到闷闷不乐、情绪低沉吗？（指心情不愉快，情绪低落）	1	2	3	4	5
（6）您容易精神紧张、焦虑不安吗？（指遇事心情紧张）	1	2	3	4	5
（7）您因为生活状态改变而感到孤独、失落吗？	1	2	3	4	5

请根据近一年的体验和感觉,回答以下问题	没有(根本不/从来没有)	很少(有一点/偶尔)	有时(有些/少数时间)	经常(相当/多数时间)	总是(非常/每天)
(8) 您容易感到害怕或受到惊吓吗?	1	2	3	4	5
(9) 您感到身体超重不轻松吗?(感觉身体沉重)〔BMI指数=体重(kg)/[身高(m)]²〕	1 (BMI<24)	2 (24≤BMI<25)	3 (25≤BMI<26)	4 (26≤BMI<28)	5 (BMI≥28)
(10) 您眼睛干涩吗?	1	2	3	4	5
(11) 您手脚发凉吗?(不包含周围温度低或穿得少导致的手脚发冷)	1	2	3	4	5
(12) 您胃脘部、背部或腰膝部怕冷吗?(指上腹部、背部、腰部或膝关节等,有一处或多处怕冷)	1	2	3	4	5
(13) 您比一般人耐受不了寒冷吗?(指比别人容易害怕冬天或是夏天的冷空调、电扇等)	1	2	3	4	5

续　表

请根据近一年的体验和感觉，回答以下问题	没有（根本不/从来没有）	很少（有一点/偶尔）	有时（有些时间/少数时间）	经常（相当/多数时间）	总是（非常/每天）
（14）您容易患感冒吗？（指每年感冒的次数）	1 一年<2次	2 一年感冒2~4次	3 一年感冒5~6次	4 一年8次以上	5 几乎每月都感冒
（15）您没有感冒时也会鼻塞、流鼻涕吗？	1	2	3	4	5
（16）您有口黏口腻，或睡眠打鼾吗？	1	2	3	4	5
（17）您容易过敏（对药物、食物、气味、花粉或在季节交替、气候变化时）吗？	1 从来没有	2 一年1,2次	3 一年3,4次	4 一年5,6次	5 每次遇到上述原因都过敏
（18）您的皮肤容易起荨麻疹吗？（包括风团、风疹块、风疙瘩）	1	2	3	4	5
（19）您的皮肤在不知不觉中会出现青紫瘀斑，皮下出血吗？（指皮肤在没有外伤的情况下出现青紫一块紫一块的情况）	1	2	3	4	5

续　表

请根据近一年的体验和感觉,回答以下问题	没有(根本不/从来没有)	很少(有一点/偶尔)	有时(有些/少数时间)	经常(相当/多数时间)	总是(非常/每天)
(20) 您的皮肤一抓就红,并出现抓痕吗?(指被指甲或钝物划过后皮肤的反应)	1	2	3	4	5
(21) 您皮肤或口唇干吗?	1	2	3	4	5
(22) 您有肢体麻木或固定部位疼痛的感觉吗?	1	2	3	4	5
(23) 您面部或鼻部有油腻感或者油光发亮吗?(指脸上或鼻子)	1	2	3	4	5
(24) 您面色或目眶晦黯,或出现褐色斑块/斑点吗?	1	2	3	4	5
(25) 您有皮肤湿疹、疮疖吗?	1	2	3	4	5
(26) 您感到口干咽燥、总想喝水吗?	1	2	3	4	5
(27) 您感到口苦或嘴里有异味吗?(指口苦或口臭)	1	2	3	4	5

续　表

请根据近一年的体验和感觉,回答以下问题	没有(根本不/从来没有)	很少(有一点/偶尔)	有时(有些/少数时间)	经常(相当/多数时间)	总是(非常/每天)
(28) 您腹部肥大吗?（指腹部脂肪肥厚）	1（腹围<80 cm,相当于2.4尺）	2（腹围80～85 cm,2.4～2.55尺）	3（腹围86～90 cm,2.56～2.7尺）	4（腹围91～105 cm,2.71～3.15尺）	5（腹围>105 cm,3.15尺）
(29) 您吃（喝）凉的东西会感到不舒服或者怕吃（喝）凉的东西吗?（指不喜欢吃凉的食物,或吃了凉的食物后会不舒服）	1	2	3	4	5
(30) 您有大便溏滞不爽、解不尽的感觉吗?（大便容易黏在马桶上）	1	2	3	4	5
(31) 您容易大便干燥吗?	1	2	3	4	5
(32) 您舌苔厚腻或有舌苔厚的感觉吗?（如果自我感觉不清楚可由调查员观察后填写）	1	2	3	4	5

续 表

请根据近一年的体验和感觉，回答以下问题	没有（根本不/从来没有）	很少（有一点/偶尔）	有时（有些时间）	经常（相当/多数时间）	总是（非常/每天）
(33) 您舌下静脉瘀紫或增粗吗？（可由调查员辅助观察后填写）	1	2	3	4	5

体质类型	气虚质	阳虚质	阴虚质	痰湿质	湿热质	血瘀质	气郁质	特禀质	平和质
体质辨识	1. 得分 2. 是 3. 倾向是	1. 得分 2. 是 3. 倾向是	1. 得分 2. 是 3. 倾向是	1. 得分 2. 是 3. 倾向是	1. 得分 2. 是 3. 倾向是	1. 得分 2. 是 3. 倾向是	1. 得分 2. 是 3. 倾向是	1. 得分 2. 是 3. 倾向是	1. 得分 2. 是 3. 基本是

体质判定标准表

体质类型及对应条目	条件	判定结果
气虚质(2)(3)(4)(14) 阳虚质(11)(12)(13)(29) 阴虚质(10)(21)(26)(31) 痰湿质(9)(16)(28)(32) 湿热质(23)(25)(27)(30) 血瘀质(19)(22)(24)(33) 气郁质(5)(6)(7)(8) 特禀质(15)(17)(18)(20)	各条目得分相加之和≥11分	是
	各条目得分相加之和为9~10分	倾向是
	各条目得分相加之和≤8分	否
平和质(1)(2)(4)(5)(13) (其中,(2)(4)(5)(13)反向计分,即1→5,2→4,3→3,4→2,5→1)	各条目得分相加之和≥17分,同时其他8种体质得分均≤8分	是
	各条目得分相加之和≥17分,同时其他8种体质得分均≤10分	基本是
	不满足上述条件者	否

➢ 注意事项

信息采集:提醒受试者以一年内的感受与体验为判断依据,而非即时感受。参照括号内的描述向受试者解释其不能理解的条目,但不能主观引导受试者的选择。

表格填写:逐条逐项填写,杜绝漏填。每一个问题只能选一个选项,在最符合的选项上划"√"。如出现规律性选项等情况,需要核实。

体质判定:偏颇体质正向计分,平和质有4个条目反向计分(即 1→5,2→4,3→3,4→2,5→1)。判定平和质时,除了达到得分条件外,同时其他 8 种体质得分均≤10 分。当每种体质得分相加均≤8 分,出现无法判断体质类型等情况,则需 2 周后重新填写。

附二
曙光医院治未病中心 医生门诊信息

张晓天

高血压、亚健康专家门诊：周三上午（东院）、周四下午（西院）

朱蕴华

糖尿病专家门诊：周一、周四上午（东院）

关 鑫

便秘、亚健康专家门诊：周一、周四上午（东院）

郑 珏

脂肪肝专病门诊：周二全天（东院）

郭丽雯

便秘专病门诊：周五全天（东院）

汤峥丽

高血压专病门诊：周一、周四下午（东院）

王 莹

冠心病专病门诊：周三下午（东院）

亚健康专病门诊：周三上午（东院）